BÉBÉS

© Stéphanie Côté et Les Publications Modus Vivendi inc., 2016

LES PUBLICATIONS MODUS VIVENDI INC.
55, rue Jean-Talon Ouest
Montréal (Québec) H2R 2W8
CANADA

www.groupemodus.com

Éditeur : Marc G. Alain
Éditrice déléguée : Isabelle Jodoin
Éditrice adjointe et réviseure : Nolwenn Gouezel
Correctrice : Linda Nantel
Designer graphique : Émilie Houle
Photographe des recettes : André Noël (anoelphoto.com)
Styliste culinaire : Gabrielle Dalessandro
Photographe de l'auteure : David Moore (artistikdaimo.com)

Photographies supplémentaires :

Pages 50, 52, 55, 72, 89 (haut), 107, 110, 116, 118, 123 et 172 : Camille Duclos (camilleduclos.com)

Pages 5, 6, 9, 10, 13, 15, 21, 22, 24, 25, 26, 28, 30, 32, 35, 37, 39, 41, 45, 47, 53, 56, 57, 58, 63, 65, 67, 69, 70, 75, 77, 81, 82, 83, 84, 85, 86, 87, 89 (milieu et bas), 90, 91, 92, 93, 94, 95, 97, 98, 99, 100, 101, 102, 103, 106, 108, 115, 122, 124, 126, 130, 135, 136, 138, 139, 145, 150, 152, 155, 158, 160, 166, 170, 176, 185, 190, 192, 202 et 205 : iStockphoto.com

ISBN version imprimée :
- 978-2-89523-891-1

ISBN versions numériques :
- ePub : 978-2-89523-925-3
- Kindle : 978-2-89523-926-0
- PDF : 978-2-89523-927-7

Dépôt légal — Bibliothèque et Archives nationales du Québec, 2016
Dépôt légal — Bibliothèque et Archives Canada, 2016

Tous droits réservés. Aucune section de cet ouvrage ne peut être reproduite, mémorisée dans un système central ou transmise de quelque manière que ce soit ou par quelque procédé électronique ou mécanique (photocopie, enregistrement ou autre) sans la permission écrite de l'éditeur.

Nous reconnaissons l'aide financière du gouvernement du Canada par l'entremise du Fonds du livre du Canada pour nos activités d'édition.

Gouvernement du Québec – Programme de crédit d'impôt pour l'édition de livres – Gestion SODEC

Imprimé en Chine

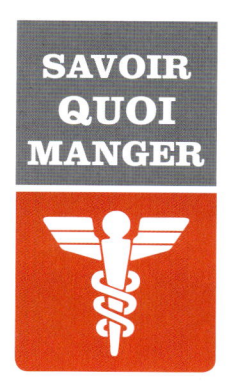

BÉBÉS

21 JOURS DE MENUS

Stéphanie Côté, nutritionniste, Dt.P.

MODUS VIVENDI

TABLE
des matières

INTRODUCTION 7

L'ALIMENTATION DES BÉBÉS 8
Petit cours de biologie 10
Les besoins spécifiques des tout-petits 14
Le développement du goût 16

QUELQUES DIFFICULTÉS RENCONTRÉES 18

RECOMMANDATIONS ALIMENTAIRES 23
Commencez la diversification alimentaire par les aliments riches en fer 24
Introduisez les autres aliments progressivement 26
Procédez graduellement au sevrage 40
Favorisez le développement du goût de votre enfant 41
Prévenez les caprices alimentaires 44
Variez son alimentation : les aliments à offrir et à éviter 46
Écartez les risques d'étouffement 59
Offrez les aliments nature 62
Prévenez les toxi-infections alimentaires 64
Laissez votre bébé manger seul (un peu !) 66
Ne faites pas de camouflage alimentaire 68

L'ABC DES PURÉES 71

LES MENUS 79
De 7 à 8 mois 80
De 9 à 11 mois 88
De 12 à 18 mois 96

LES RECETTES 105
Purées 106
Collations et petits-déjeuners 142
Plats principaux 162

À PROPOS DE L'AUTEURE 201

REMERCIEMENTS 203

RESSOURCES POUR LES PARENTS 204

INDEX DES RECETTES 206

CONVERSIONS ET SUBSTITUTIONS 207

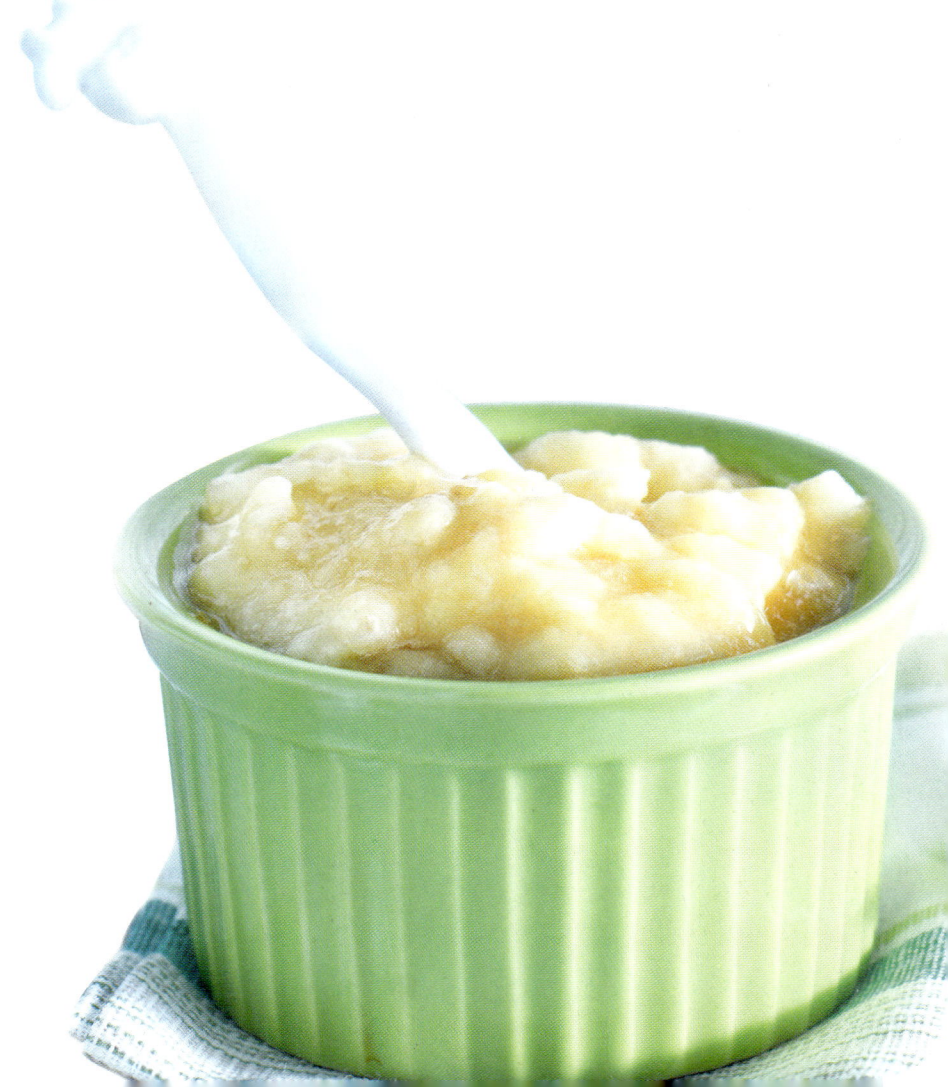

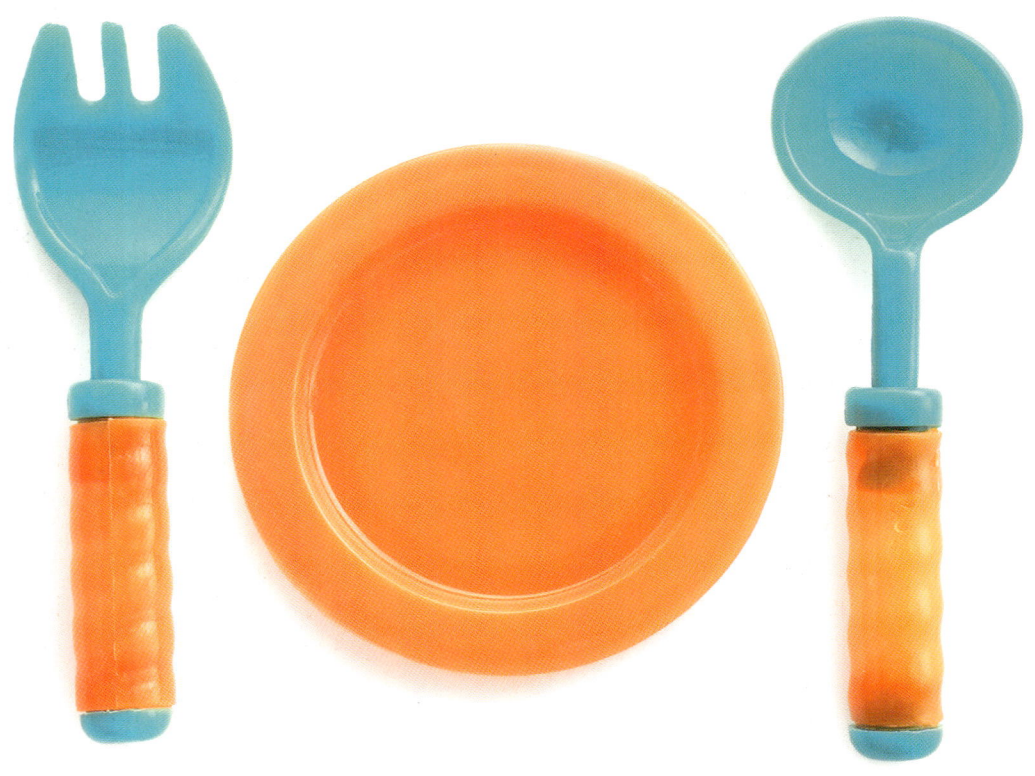

INTRODUCTION

Pour nourrir votre enfant depuis sa naissance, vous lui donnez uniquement à boire. Qu'il s'agisse de lait maternel ou de préparations pour nourrissons, la méthode est relativement simple : vous lui en donnez à la demande. Mais il grandit, et voilà que le lait ne suffit plus à combler ses besoins. Il est prêt pour les aliments complémentaires. Ça y est, 1000 questions surgissent ! Par quel groupe alimentaire commencer ? Y en a-t-il certains à éviter ? Sous quelle forme lui offrir les nouveaux aliments ? À quelle fréquence ? Combien ? Comment préparer des purées ? Que faire s'il n'aime pas ça ? etc.

Les connaissances et les recommandations concernant l'alimentation des bébés évoluent sans cesse. Entre les conseils trouvés sur Internet, ceux de votre mère, de votre belle-mère, de vos amies et même ceux de votre coiffeuse, il vous paraît difficile de discerner les bonnes informations. C'est la raison d'être de cet ouvrage. Il vous explique quels sont les besoins particuliers des bébés en matière d'alimentation, et comment y répondre.

La première partie de ce guide regroupe les informations clés concernant les besoins nutritionnels des bébés et l'introduction des aliments complémentaires, du choix des ingrédients à leur préparation pour aider votre enfant à développer ses goûts et à manger à sa faim. La deuxième partie propose 21 jours d'exemples de menus adaptés aux bébés en fonction de leur âge (de 7 à 8 mois, de 9 à 11 mois et de 12 à 18 mois). Enfin, la troisième partie offre plus de 50 recettes pensées pour les tout-petits qui découvrent les aliments et à qui vous souhaitez inculquer le plaisir de bien manger.

Bien manger, c'est bon pour la santé, c'est bon au goût, c'est agréable et ça s'apprend !

L'ALIMENTATION DES BÉBÉS

Nourrir votre enfant, c'est bien sûr lui offrir des aliments qui l'aident à grandir en bonne santé en lui fournissant tous les éléments nutritifs dont il a besoin. Mais c'est aussi lui permettre de faire des découvertes avec tous ses sens (regarder, toucher, sentir, écouter et goûter), de développer ses goûts, d'écouter son corps (savoir quand il a faim et quand il a assez mangé) et de partager de bons moments à table avec ceux qu'il aime.

Les enfants se font une opinion favorable des aliments lorsqu'ils les associent à une expérience positive. Les aliments qu'ils découvrent dans une ambiance agréable ont plus de chances de se retrouver dans leur futur répertoire culinaire. C'est ainsi qu'ils adopteront de bonnes habitudes alimentaires à long terme.

Nourrir votre enfant est une aventure pour lui et pour vous. Comme toute aventure digne de ce nom, on ne sait pas toujours à l'avance ce qui nous attend. Votre bébé ira de surprises en surprises à chaque nouvel aliment, et vous découvrirez si c'est un aventurier du goût ou plutôt un explorateur timide. C'est vous qui vous adapterez à son rythme, et non le contraire. Vous serez à la fois un guide, un modèle et un complice.

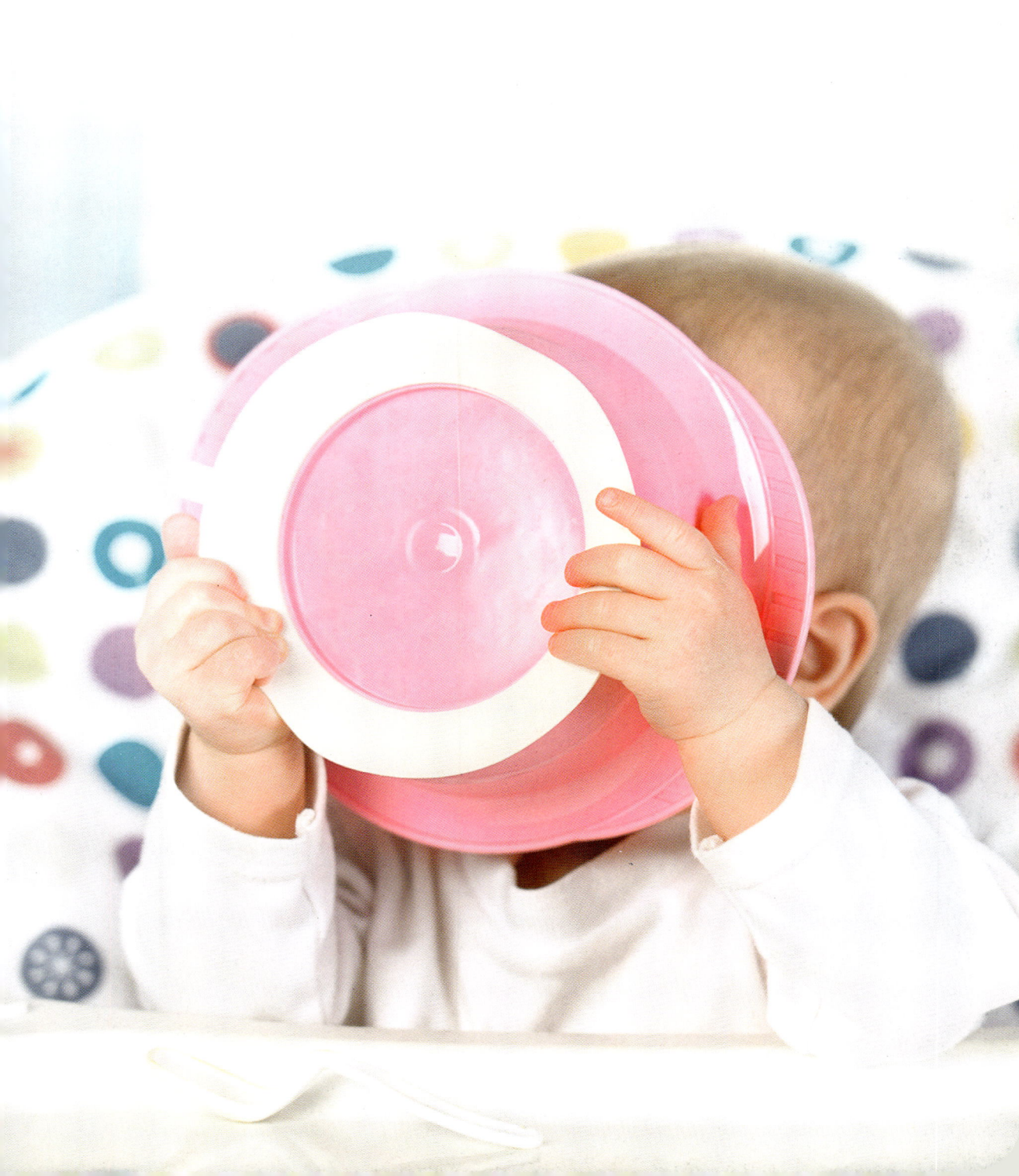

PETIT COURS DE BIOLOGIE

LES CAPACITÉS ORALES DES TOUT-PETITS

De la naissance à 6 mois, votre bébé a les habiletés motrices orales pour téter, sucer et avaler.

Vers 6 mois, il est capable de bouger ses mâchoires de haut en bas, ce qui lui permet de mâcher et donc de manger certains aliments solides même s'il n'a pas de dents.

Entre 8 et 12 mois environ, il commence à contrôler les mouvements latéraux de sa langue. Cela lui permet de déplacer les aliments vers ses gencives ou ses dents, et ainsi croquer et mastiquer une plus grande variété d'aliments.

Entre 12 et 18 mois, il maîtrise de mieux en mieux tous les mouvements de la mastication.

Jusqu'à l'âge de 24 mois environ, il continue d'améliorer ses capacités orales.

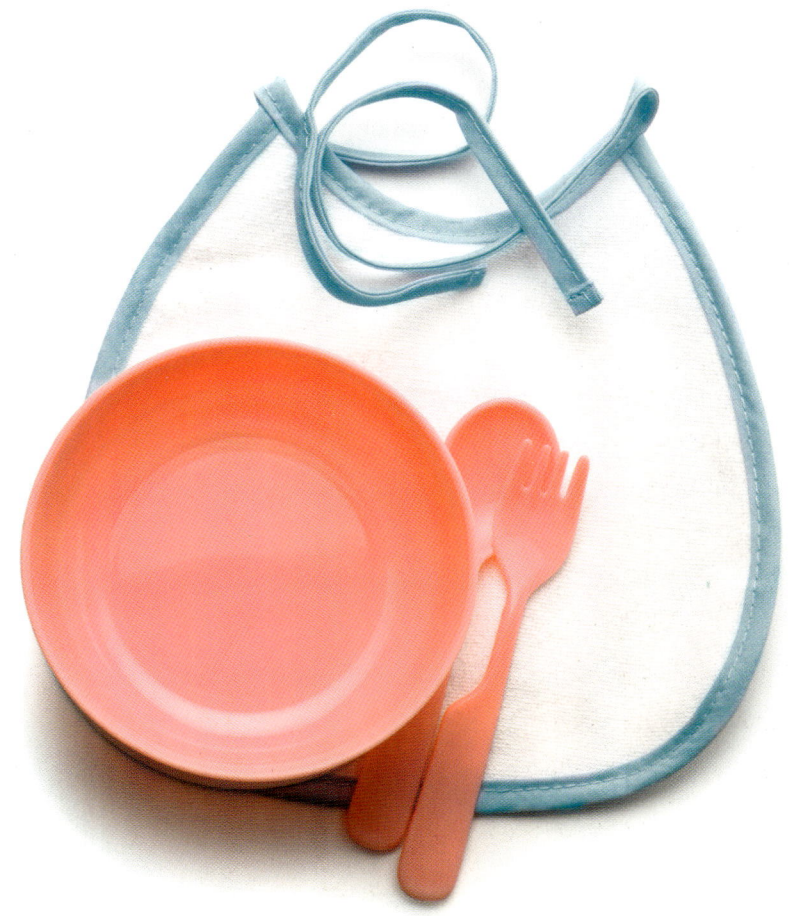

L'INTRODUCTION DES ALIMENTS COMPLÉMENTAIRES

La nature est bien faite : le lait maternel est l'aliment le mieux adapté aux bébés. Jusqu'à l'âge de 6 mois, il comble tous leurs besoins nutritionnels (sauf en vitamine D, pour laquelle on recommande de prendre un supplément), et il offre des avantages qui vont bien au-delà de cet aspect. Le lait maternel a un effet protecteur contre certaines maladies, dont les infections gastro-intestinales et respiratoires – moins de p'tits nez qui coulent et de gastroentérites, ça ne se refuse pas ! L'allaitement aurait même un effet protecteur contre l'embonpoint et l'obésité durant l'enfance. Tout cela est sans compter que le lait maternel est toujours prêt, toujours bon au goût, toujours à la bonne température et toujours gratuit.

C'est vers l'âge de 6 mois que les bébés sont prêts à recevoir d'autres aliments que le lait maternel ou les préparations pour nourrissons. Toutefois, chaque bébé étant unique, le moment adéquat peut varier légèrement d'un nourrisson à l'autre. La recommandation officielle, tant du côté du Canada que de la France et de l'Organisation mondiale de la santé, est de privilégier l'allaitement exclusif jusqu'à l'âge de 6 mois. Si ce n'est pas le lait maternel, ce sont les préparations pour nourrissons qui conviennent. Il arrive que, pour diverses raisons, certains professionnels de la santé recommandent d'introduire les aliments plus tôt.

Si votre bébé est prématuré, il faut tenir compte de son âge corrigé. Il s'agit de l'âge qu'il aurait s'il était né à terme. Par exemple, s'il est né 6 semaines avant le terme, l'introduction des aliments complémentaires devrait se faire environ 6 semaines après ses 6 mois.

Quoi qu'il en soit, ce qui importe surtout, c'est de rassembler plusieurs conditions avant d'introduire les aliments complémentaires (voir encadré ci-dessous). Ces signes vous confirment que votre bébé est physiquement prêt à manger et qu'il est capable de communiquer pour vous aider à le nourrir adéquatement.

VOTRE BÉBÉ EST PRÊT S'IL :

- se tient assis sans aide et est capable de se pencher vers l'avant sans tomber,
- arrive à porter tout seul des aliments à sa bouche,
- soutient et contrôle sa tête pour la tourner et faire « non » de la tête,
- est capable de repousser une cuillère avec sa main pour signifier qu'il n'a plus faim,
- démontre de l'intérêt envers les aliments.

NI TROP TÔT NI TROP TARD

Avant 4 mois, il n'y a aucun avantage à offrir des aliments complémentaires à votre bébé, bien au contraire. Ses systèmes digestif et immunitaire sont immatures, et il coordonne difficilement les mouvements de sa langue et de ses lèvres. Offrir des aliments à votre bébé ne l'aidera pas à faire ses nuits. Il peut arriver que, pendant quelques jours, pour pallier une petite poussée de croissance, il demande à boire plus souvent (aussi bien pendant la journée que la nuit), mais cela ne signifie pas pour autant qu'il a besoin d'aliments complémentaires.

Il n'est pas non plus recommandé de trop tarder après ses 6 mois pour introduire les aliments complémentaires, car votre bébé risque de manquer de certains nutriments, et d'avoir plus de difficulté le moment venu à accepter les saveurs et les consistances des aliments.

Vous commencerez peut-être à offrir des aliments complémentaires à votre bébé le jour de ses 6 mois, ou deux à trois semaines avant, ou bien deux ou trois jours après, qui sait ? Observez bien votre bébé. C'est lui qui vous fera savoir quand il sera prêt (voir p. 11).

L'ABANDON DU CALENDRIER D'INTRODUCTION

Les recommandations concernant l'alimentation des bébés ont changé à plusieurs égards au cours des dernières années. Le calendrier qui suggérait des étapes d'introduction a été abandonné notamment puisque l'on sait maintenant qu'à partir de l'âge de 6 mois, les bébés sont prêts à manger tous les groupes d'aliments (légumes et fruits, viandes et substituts, produits céréaliers, produits laitiers et de soya) et qu'il est inutile, voire contre-indiqué, d'attendre au-delà de cet âge pour introduire des aliments à potentiel allergène (voir p. 28).

Depuis qu'il n'y a plus de calendrier, l'introduction des aliments complémentaires est plus flexible. Vous pouvez les introduire dans n'importe quel ordre, tant que vous offrez des aliments riches en fer dès le début de la diversification alimentaire (voir p. 24).

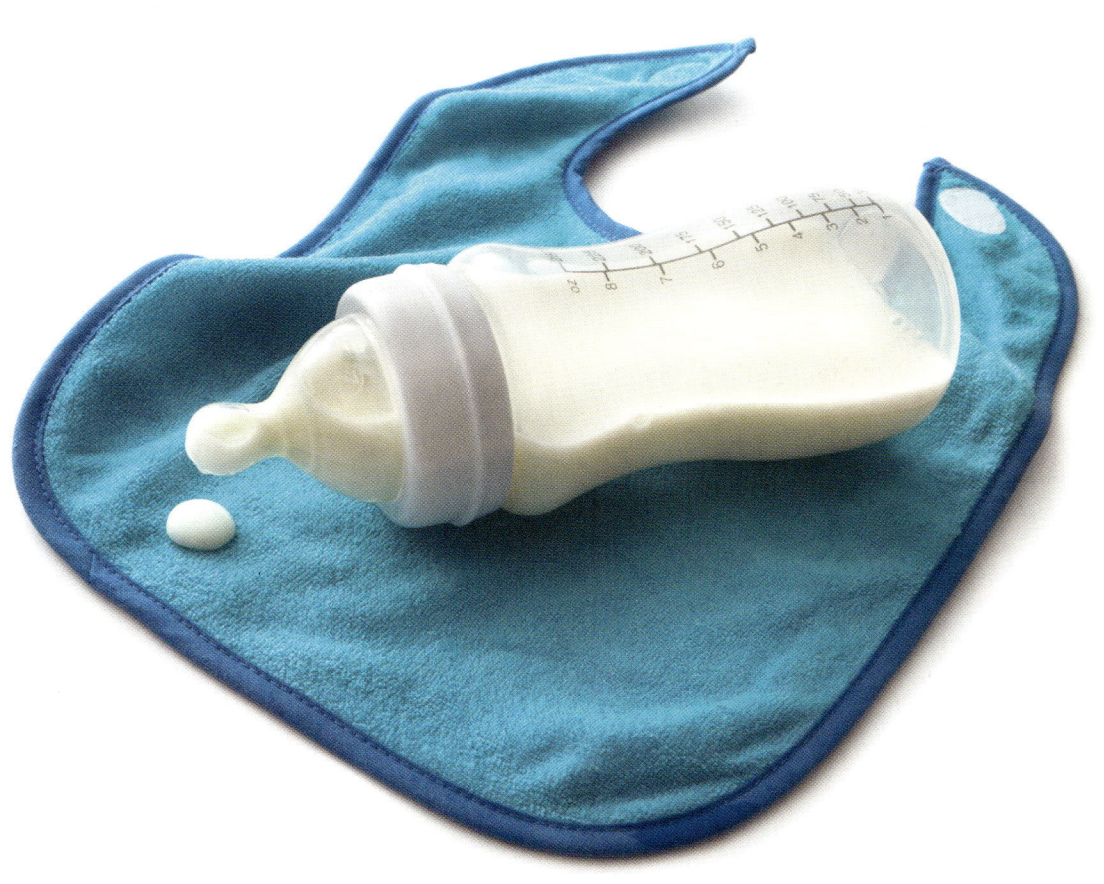

LES BESOINS SPÉCIFIQUES DES TOUT-PETITS

Les bébés ont des besoins nutritionnels particuliers. Ce ne sont pas des adultes miniatures ! La différence majeure entre un nourrisson et une grande personne se résume en un mot : croissance. Le rythme de croissance des bébés au cours de leur première année est le plus rapide de toute leur vie. Leur corps est un véritable chantier de construction ! Pour assurer le bon avancement des travaux, il faut beaucoup de « matériaux de fabrication », lesquels sont fournis par les aliments.

Votre bébé a besoin de beaucoup d'énergie (calories). Alors que les adultes devraient puiser environ 30 % de leur apport énergétique dans les matières grasses (lipides), les bébés vont y chercher 50 % des calories qu'ils consomment. Puisque leur estomac est petit, ils ne peuvent pas manger de grandes quantités d'aliments pour couvrir leurs besoins. Il faut donc miser sur les aliments qui sont particulièrement riches en calories, comme ceux qui fournissent des lipides.

Ce n'est pas qu'une question de calories. Les lipides sont également des matériaux de construction indispensables au cerveau. Après le tissu adipeux, c'est l'organe le plus gras du corps humain. Qui plus est, les lipides permettent à l'organisme d'absorber certaines vitamines et autres nutriments, et entrent dans la composition de plusieurs hormones. Les bébés qui manquent de lipides ont plus de risques, à terme, de souffrir d'embonpoint. La cause est entre autres reliée au déséquilibre d'une hormone qui régule la faim. Pour toutes ces raisons, il est conseillé d'offrir des matières grasses aux tout-petits (voir *Les matières grasses*, p. 55) et d'éviter les aliments pauvres ou à teneur réduite en gras.

En plus des lipides, plusieurs éléments nutritifs sont essentiels pour permettre à votre bébé de grandir et de se développer en bonne santé. Il s'agit notamment des protéines, des folates, des vitamines B_{12} et D, du fer, du calcium, du magnésium et des acides gras oméga-3 (voir *Quelques éléments nutritifs indispensables pour bien grandir,* p. 15). Ce sont les principaux nutriments de la croissance, mais cette liste n'est pas exhaustive. On pourrait en effet énumérer tous les minéraux, vitamines et autres éléments nutritifs connus et attribuer à chacun plusieurs rôles importants dans le développement des bébés. Retenez simplement que vous comblerez les besoins de votre bébé en lui offrant des aliments nourrissants et variés. Aucun aliment ne fournit à lui seul tout ce dont son petit corps a besoin. La diversification alimentaire permettra de compléter le lait, et ainsi fournir la panoplie d'éléments nutritifs indispensables à votre bébé pour bien grandir.

QUELQUES ÉLÉMENTS NUTRITIFS INDISPENSABLES POUR BIEN GRANDIR

Les lipides : pour donner de l'énergie, développer le cerveau et absorber certaines vitamines

Les protéines : pour le développement et le bon fonctionnement des muscles, du cœur, du sang, du système immunitaire et de plusieurs autres organes

Le fer : pour le développement du cerveau, les réactions chimiques et le transport de l'oxygène dans toutes les cellules

Les folates et la vitamine B$_{12}$ – aussi indispensables que le fer : pour avoir un sang de qualité

Le calcium, le magnésium et la vitamine D : pour bien grandir et avoir des os solides

Les acides gras oméga-3 : pour le développement du cerveau, du système nerveux et des yeux. Ces lipides essentiels pourraient même avoir un effet favorable sur le plan émotionnel et sur le comportement des bébés

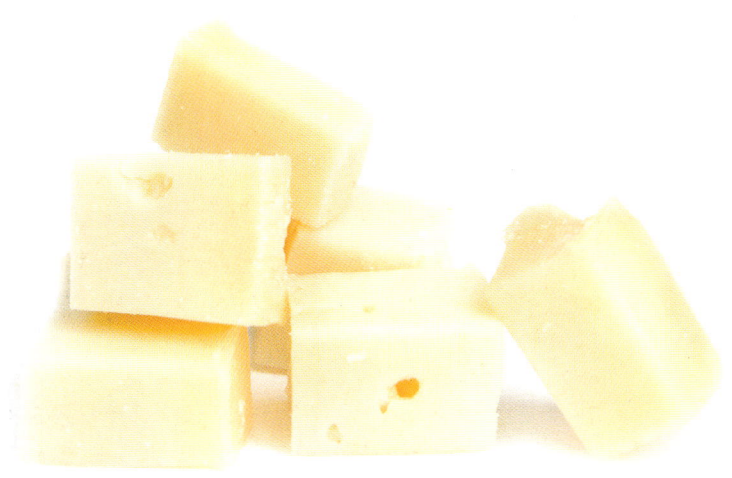

LE DÉVELOPPEMENT DU GOÛT
OU POURQUOI BÉBÉ N'AIME PAS TOUT DU PREMIER COUP

Il y a des aliments que les bébés aiment immédiatement et d'autres qui les font grimacer de dégoût ! Ils n'aiment pas tout du premier coup, et c'est parfaitement normal ! Les bébés ont une attirance innée pour la saveur sucrée. Ça leur permet d'aimer instantanément le lait maternel. Par contre, la plupart des bébés se méfient tout aussi naturellement de l'amertume. La plupart des poisons végétaux étant amers, il s'agirait d'un mode de protection à la base de notre évolution.

Aimer les aliments découle d'un apprentissage, et votre rôle est d'aider votre bébé à progresser. Il est donc utile d'en savoir un peu plus sur le développement du goût chez les bébés.

DU VENTRE DE MAMAN AUX PREMIERS REPAS À LA CUILLÈRE

Avant sa naissance, par l'intermédiaire du cordon ombilical et du liquide amniotique dans lequel il baigne alors qu'il est un fœtus, bébé expérimente un ensemble de sensations orales et nasales qui le familiarisent avec l'alimentation de sa mère. Cette première étape du développement du goût peut influencer ses préférences à la naissance. Par exemple, un bébé dont la mère a mangé plus de carottes durant ses derniers mois de grossesse peut démontrer une préférence pour cet aliment. Toutefois, les goûts et les préférences de bébé évoluent en fonction de ses expériences.

Bébé est né ! Il continue de se familiariser avec les saveurs des aliments que mange sa mère. Cette fois-ci, c'est par l'intermédiaire du lait maternel, dont le goût varie d'une tétée à l'autre. Les préparations pour nourrissons offrent toujours la même saveur, et il semble que les enfants allaités acceptent plus facilement une grande variété d'aliments que ceux nourris au biberon. Mais, là encore, tout n'est pas joué !

À partir de 6 mois, bébé expérimente ses premiers contacts directs avec les différentes saveurs. Les aliments sucrés (comme la pomme, la poire, la carotte, la patate douce et les céréales pour bébés) se font facilement une place dans son répertoire alimentaire. À l'inverse, les aliments amers ou acides (comme le pamplemousse, les mûres, les olives, les choux de Bruxelles, le céleri et plusieurs autres légumes) ont plus de difficulté à être appréciés. Ces préférences s'atténuent généralement avec l'âge, surtout si vous exposez votre bébé à une grande variété d'aliments. Rappelez-vous qu'un enfant aime les aliments qu'il connaît. Et pour les connaître, il doit les voir souvent. Il est ainsi plus enclin à les goûter. Vous avez donc un rôle crucial à jouer pour faciliter son acceptation des aliments.

LES DIFFÉRENCES ENTRE LES BÉBÉS ET LES ADULTES

Les bébés détectent les saveurs différemment des adultes. Ils ont beaucoup plus de papilles et de bourgeons gustatifs sur leur langue, et en plus, ils sont plus sensibles. Résultat : leurs expériences gustatives sont beaucoup plus intenses que les nôtres. Voilà pourquoi votre bébé peut parfois réagir assez fortement à certaines saveurs.

LA GÉNÉTIQUE

Votre enfant est unique. Il perçoit les saveurs à sa manière et il a son propre seuil de sensibilité. On qualifie d'hypergueusiques ou de super-goûteurs les bébés les plus sensibles au goût. Ils perçoivent les saveurs, dont l'amertume, avec plus d'intensité. Ils se montrent parfois plus « difficiles » avec la nourriture. À l'opposé, il y a les bébés qui perçoivent moins le goût des aliments; ce sont les hypogueusiques. Ceux-ci ont tendance à accepter certains aliments beaucoup plus facilement que les autres bébés.

LES HABITUDES ALIMENTAIRES QUE VOUS INCULQUEZ À VOTRE BÉBÉ

Elles influencent ses goûts et ses préférences beaucoup plus que sa génétique. Exposez-le de manière répétée à des aliments variés. C'est ainsi qu'il se familiarisera avec les diverses saveurs et textures, et qu'il développera ses goûts. Il peut prendre un peu ou beaucoup de temps à apprécier certains aliments. Ne le forcez pas à manger ni même à goûter ce qu'il refuse.

LES CINQ SENS

Lorsqu'on mange, tous nos sens sont mis à contribution. Certains aliments nous mettent en appétit simplement en les regardant. On apprécie aussi leur odeur, leur texture et même le son qu'ils font lorsqu'on les casse ou qu'on les croque. Ce sont tous ces aspects que votre enfant découvre à chaque nouveauté. Il est donc fort possible qu'il analyse un aliment sous toutes ses coutures avant d'accepter de le mettre dans sa bouche. Il peut par exemple le regarder pendant quelque temps avant d'approcher son nez pour le sentir. Puis, il osera éventuellement y toucher et y goûter. Toutes ces étapes peuvent s'enchaîner au cours d'un seul repas, mais elles peuvent également nécessiter 15 à 20 présentations pour certains aliments. Parfois cela peut même prendre des années. Vous n'avez qu'à penser aux choux de Bruxelles ou au fromage de chèvre que vous avez peut-être vous-même pris des années à apprécier !

QUELQUES DIFFICULTÉS
rencontrées

Il est possible que les débuts de l'alimentation de votre bébé ne se déroulent pas comme vous l'imaginiez. Votre bébé sera peut-être moins intéressé, plus lent ou plus maladroit que prévu. Il est aussi possible que vous soyez confronté à des difficultés ou à des réactions mineures que vous n'aviez pas anticipées. Voici des situations qui peuvent vous préoccuper, et de quoi vous rassurer.

BÉBÉ RECRACHE

Lors des premiers repas de votre bébé, vous vous demandez s'il a bien avalé des aliments tellement il en a sur le menton et les joues ! C'est normal. Il apprivoise à la fois de nouvelles textures et de nouvelles saveurs. Il développe ses habiletés (voir *Petit cours de biologie,* p. 10) et ses goûts (voir *Le développement du goût,* p. 16). Acceptez son rythme d'apprentissage sans le gronder. Si votre bébé est incapable d'avaler des aliments, même après plusieurs semaines, parlez-en à un médecin. L'intervention d'un spécialiste peut s'avérer nécessaire.

BÉBÉ VOMIT

Cela peut arriver si le système digestif d'un bébé est immature ou si on le force à manger. Vomir peut aussi être le symptôme d'une allergie alimentaire. Si votre enfant vomit en mangeant un ou certains aliments en particulier, il faut en parler à son médecin, qui pourra prescrire des tests.

BÉBÉ A DES HAUT-LE-CŒUR

Si votre bébé a un haut-le-cœur en mangeant, c'est un réflexe naturel qui le protège des étouffements. On l'appelle le réflexe nauséeux. Il survient quand les aliments avancent un peu trop loin sur sa langue afin de leur permettre de revenir vers l'avant. Ce réflexe est très aiguisé chez les bébés avant qu'ils développent parfaitement leurs habiletés à mastiquer et à avaler. Il s'atténue au fil du temps. Si ce réflexe survient constamment, parlez-en à un médecin afin d'en chercher les causes.

BÉBÉ A DES GAZ ET DES BALLONNEMENTS

Votre bébé s'adapte à sa nouvelle alimentation. Ses intestins aussi ! Par ailleurs, il y a peut-être de nouveaux aliments dans son menu qui sont plus susceptibles que d'autres de causer des gaz et des ballonnements (ex. : brocoli, chou-fleur, choux de Bruxelles, légumineuses). En commençant par de petites quantités et en incluant ces aliments régulièrement au menu, les inconforts diminuent. Les ballonnements peuvent également être causés par l'air qui entre dans l'estomac de votre bébé lorsqu'il mange. Son ventre se distend, car il est peu musclé à son âge. L'air est évacué par les rots et les gaz.

BÉBÉ SEMBLE CONSTIPÉ

Lorsque votre bébé commence à manger, ses selles deviennent plus solides et moins nombreuses. Une selle tous les quatre jours, c'est normal pour certains enfants ! On parle d'épisode de constipation lorsque les selles sont petites et dures, ou bien grosses et douloureuses. Un manque de liquide ou de fibres alimentaires peut causer la constipation. Un stress ou un changement dans la routine peuvent également y contribuer. Consultez un médecin si la situation se prolonge au-delà d'une semaine, s'il y a du sang dans ses selles, si votre enfant a très mal au ventre ou s'il vomit.

- Offrez plus souvent à boire à votre bébé. Allaitez-le à la demande et donnez-lui de l'eau au verre entre le boire et le manger.

- Veillez à ce que son menu contienne des aliments riches en fibres (ex. : fruits, légumes, légumineuses, céréales de grains entiers).

- Vous pouvez ajouter de 1 à 3 c. à café de son de blé ou 1 c. à café d'huile de lin à ses céréales.

- Offrez-lui de la purée de pruneaux (voir recette, p. 136).

- Ne privez pas votre bébé de fromage, de banane, de riz ou d'autres aliments, puisqu'aucun ne cause la constipation.

BÉBÉ NE MANGE PRESQUE PAS

La faim et l'appétit de votre bébé varient. Ils peuvent diminuer lorsqu'il a un rhume, quand il fait ses dents, s'il prend un médicament, s'il est excité ou au contraire fatigué, ou encore lorsque sa croissance ralentit momentanément. Un bébé en bonne santé mange des quantités qui varient d'une journée à l'autre – parfois beaucoup, parfois presque rien. C'est normal. Si sa croissance va bien, ne vous inquiétez pas.

- Présentez-lui de petites portions d'aliments.
- Laissez-le choisir dans quel ordre et en quelle quantité il les mange.
- Retirez son assiette lorsqu'il n'a plus faim, sans émettre de commentaires ni le gronder.

BÉBÉ EST POTELÉ

Les bébés sont souvent joufflus et potelés, mais ces petites rondeurs disparaissent généralement au fil du temps. Ne vous inquiétez pas, ce n'est pas un signe que votre bébé développera un problème de poids. Ne tentez surtout pas de contrôler la quantité de nourriture que votre bébé mange. Il doit être certain qu'il ne sera pas privé et qu'il peut continuer à respecter ses signaux de faim et de satiété.

BÉBÉ REFUSE LA CUILLÈRE

Si votre bébé refuse la cuillère et les purées après plusieurs jours d'essais, c'est peut-être qu'il préfère les morceaux ou qu'il souhaite essayer de manger par lui-même. Vous pouvez le laisser manipuler la cuillère ou lui offrir autre chose que des purées. Laissez-lui un peu d'autonomie (voir *Laissez votre bébé manger seul*, p. 66) et appliquez quelques principes du *baby led weaning* (voir *L'alimentation autonome du nourrisson*, p. 32). Surtout, ne le forcez pas.

BÉBÉ JOUE AVEC LES ALIMENTS

Il plonge les doigts dans son yogourt, il écrase son pain avec sa main, il verse de la soupe sur la tablette de sa chaise haute, il met des spaghettis sur sa tête, etc. Votre bébé ne fait pas que s'amuser, il apprend à connaître les aliments. C'est salissant et ça requiert une petite dose de patience, certes, mais c'est bénéfique pour votre bébé. Cela dit, enseignez à votre bébé à ne pas jeter la nourriture par terre. Le gaspillage des aliments ne doit pas être encouragé.

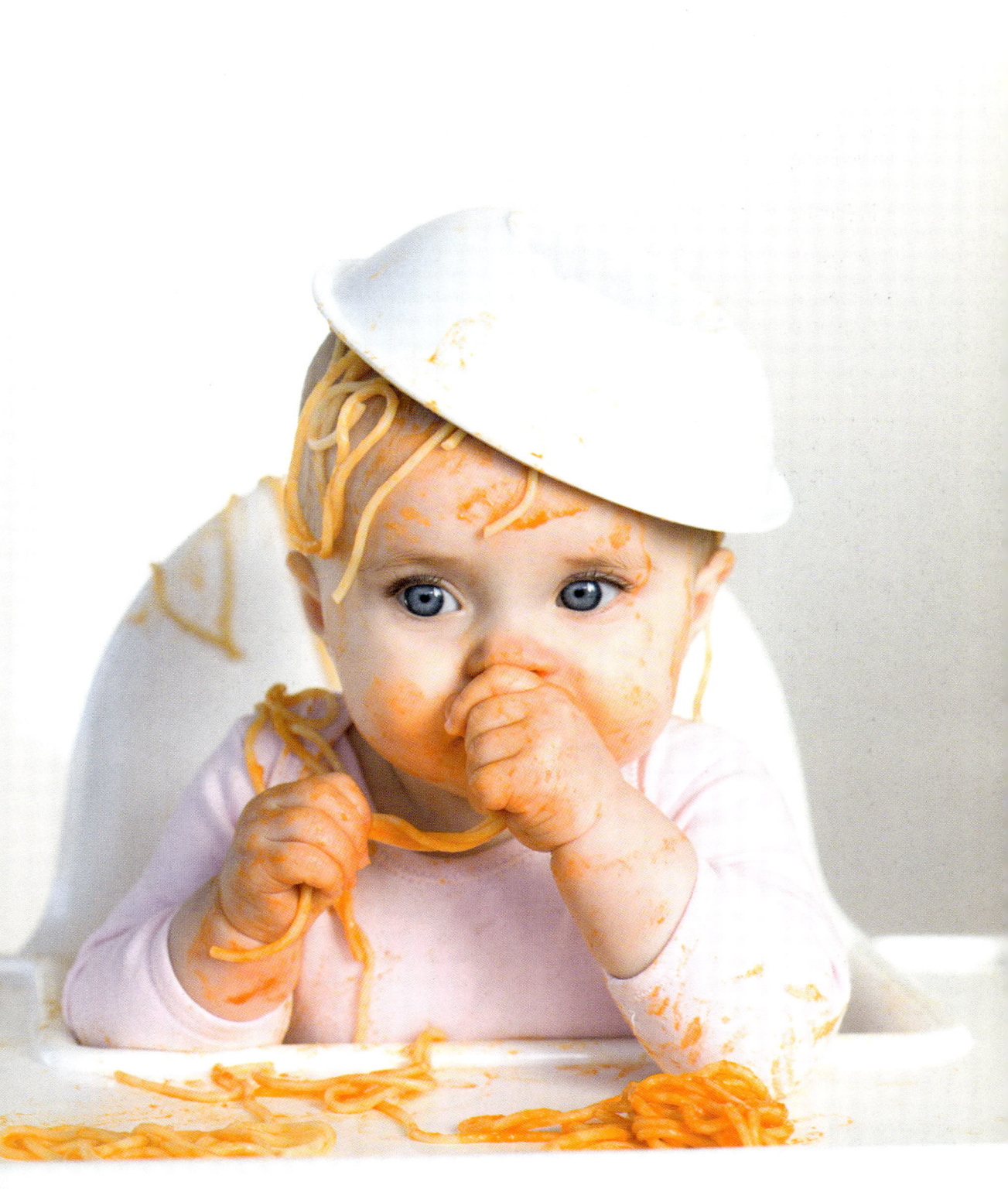

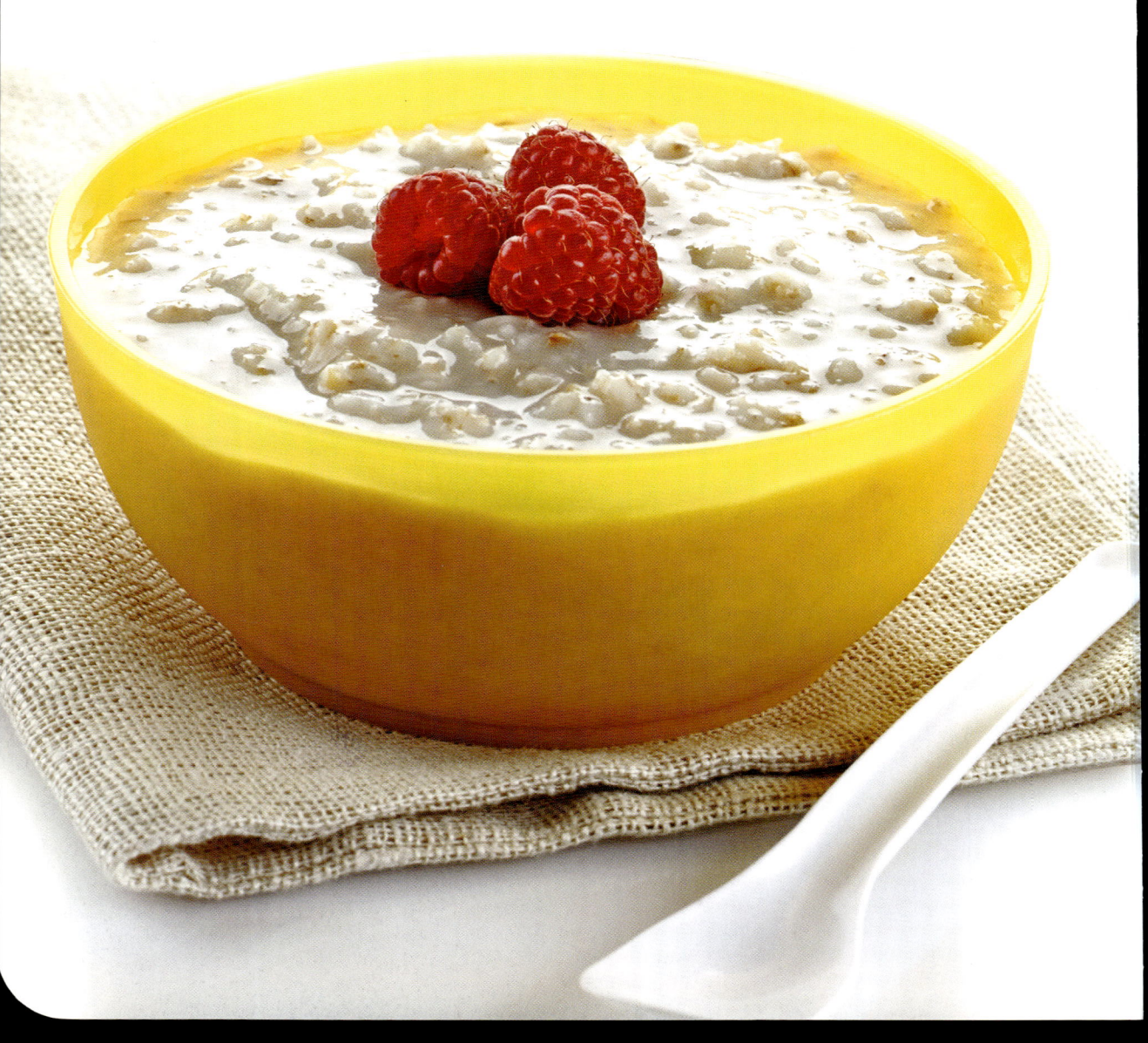

RECOMMANDATIONS ALIMENTAIRES

À cause de leur croissance et de leur fragilité, les bébés ont des besoins alimentaires particuliers. Il faut leur fournir des aliments leur permettant de grandir et de bien se développer, et éviter ceux susceptibles de nuire à leur santé. Leur alimentation doit respecter des étapes et des principes importants. Rien de sorcier, vous verrez ! Comme vous le constaterez, nous abordons ici autant le choix des aliments que la manière de les offrir.

En suivant ces recommandations, vous permettrez à votre bébé de développer de bonnes habitudes alimentaires, et surtout dans une ambiance chaleureuse – le plaisir est le secret des bonnes habitudes qui durent ! Vers 12 mois, il mangera pratiquement comme le reste de la famille. D'ici là, il a beaucoup de choses à apprendre et à découvrir.

RECOMMANDATIONS :

1. Commencez la diversification alimentaire par les aliments riches en fer
2. Introduisez les autres aliments progressivement
3. Procédez graduellement au sevrage
4. Favorisez le développement du goût de votre enfant
5. Prévenez les caprices alimentaires
6. Variez son alimentation : les aliments à offrir et à éviter
7. Écartez les risques d'étouffement
8. Offrez les aliments nature
9. Prévenez les toxi-infections alimentaires
10. Laissez votre bébé manger seul (un peu !)
11. Ne faites pas de camouflage alimentaire

1 COMMENCEZ LA DIVERSIFICATION ALIMENTAIRE PAR LES ALIMENTS RICHES EN FER

Pourquoi le fer est-il si important ? Parce que votre bébé naît avec une petite réserve de fer qui s'appauvrit au fil des mois. Vers l'âge de 6 mois, il devient primordial qu'il mange des aliments qui lui en fournissent. Sa croissance en exige de grandes quantités, et il est démontré que les risques de carence en fer augmentent entre 6 et 12 mois. Celle-ci peut entraîner une anémie ferriprive, qui est associée entre autres à des retards de développement cognitif.

Dès l'âge de 6 mois, offrez à votre bébé un aliment riche en fer au moins deux fois par jour, idéalement trois. Vous pouvez commencer par celui de votre choix ou celui que votre bébé accepte le mieux. Il s'agit de petites quantités au début, le temps qu'il s'habitue. Avec le temps, il aura de plus en plus faim.

Les viandes, la volaille, les poissons et les fruits de mer renferment du fer qui est mieux absorbé par l'organisme que celui contenu dans les céréales, les légumineuses, les œufs et le tofu. Pour améliorer l'absorption du fer d'origine végétale, il est recommandé, au cours du même repas, de manger un peu de viande, de volaille ou de poisson, ou encore un fruit ou un légume riche en vitamine C (ex. : brocoli, poivron, orange, fraises).

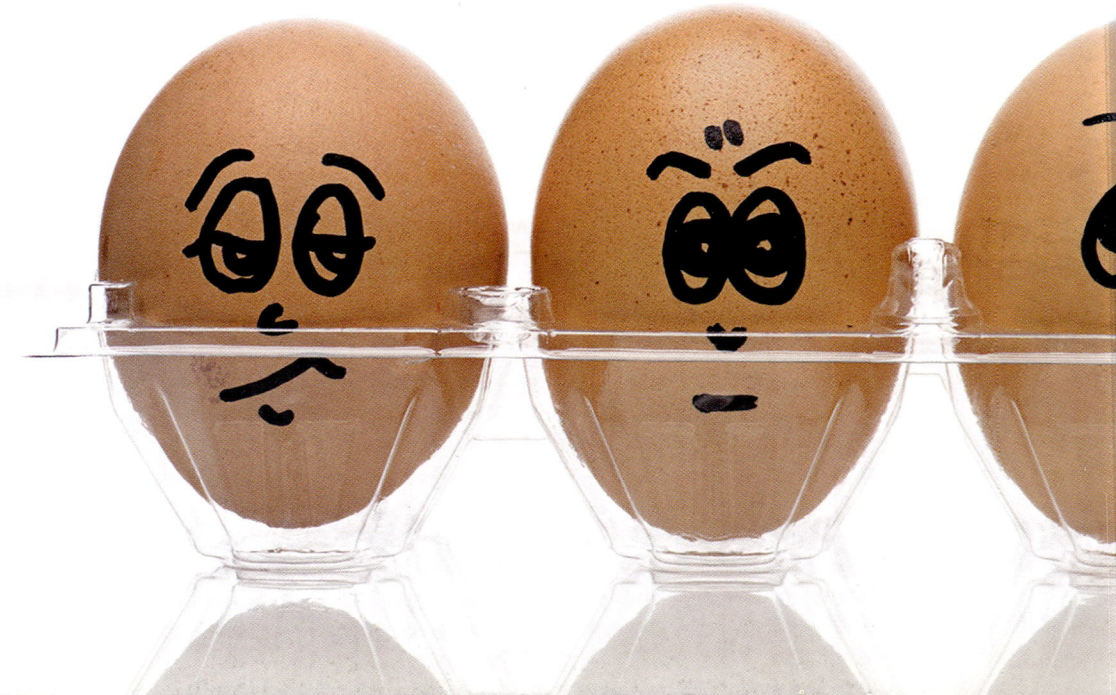

LES MEILLEURES SOURCES DE FER

- Céréales enrichies pour bébés
- Viandes : bœuf, veau, agneau, porc, etc.
- Volaille : poulet, dinde, canard, etc.
- Poissons et fruits de mer : truite, sardine, crevette, etc.
- Œufs
- Tofu

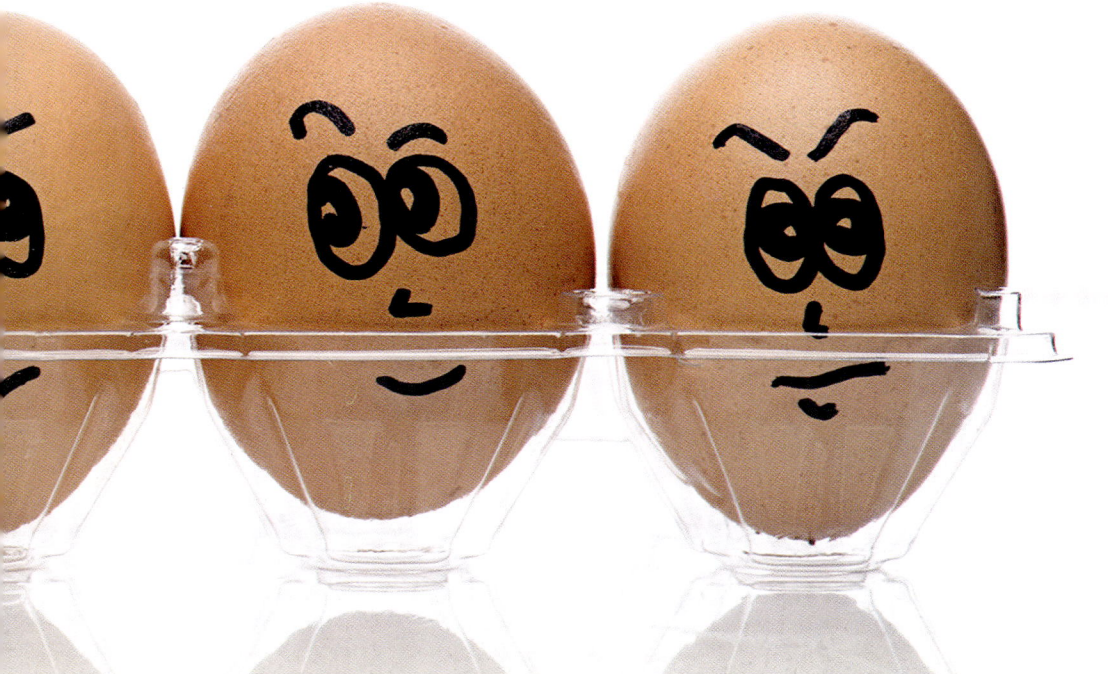

2 INTRODUISEZ LES AUTRES ALIMENTS PROGRESSIVEMENT

ORDRE

Dès que votre enfant mange des aliments riches en fer deux fois par jour (voir la recommandation 1, p. 24), vous pouvez lui offrir d'autres aliments dans l'ordre que vous souhaitez. Physiquement, votre bébé est prêt à manger des aliments de tous les groupes. Il n'y a que pour le lait de vache qu'on recommande d'attendre qu'il ait 9 mois.

Le plus souvent, on commence par les légumes et les fruits. Ces derniers font de bonnes collations si votre bébé n'a pas assez faim pour en manger lors des repas.

Après avoir introduit quelques fruits et légumes et des viandes, vous pouvez intégrer du fromage et du yogourt dans le menu de votre bébé. Ces produits laitiers ne pressent pas, puisque le lait maternel ou la préparation pour nourrissons est encore la base de son alimentation. (Voir *Variez son alimentation : les aliments à offrir et à éviter,* p. 46.)

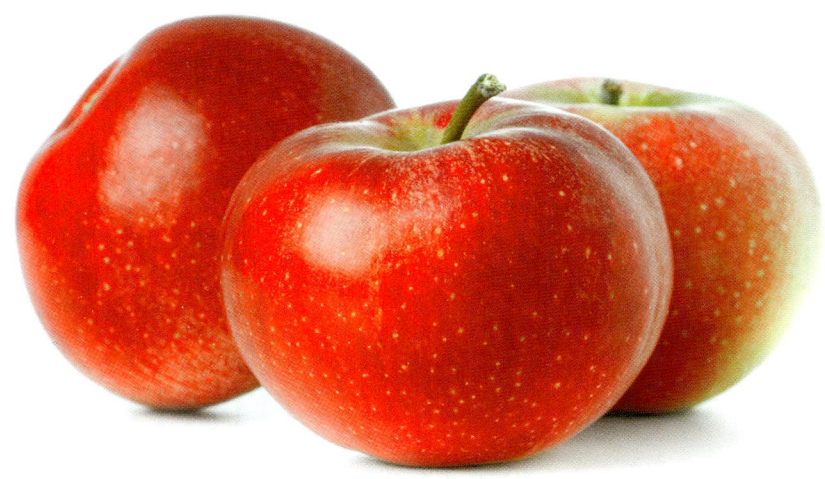

FRÉQUENCE DES NOUVEAUX ALIMENTS

Vous pouvez introduire un nouvel aliment tous les jours, et même davantage si votre menu est plus varié. Il n'y a que pour les aliments à fort potentiel allergène que l'on recommande d'attendre au moins deux à trois jours entre deux nouveautés, afin de pouvoir détecter une éventuelle réaction allergique (voir *Les aliments allergènes,* p. 28).

Offrez à votre bébé un seul légume ou fruit à la fois afin qu'il apprenne à connaître le goût unique de chacun. Une fois qu'il a goûté à plusieurs fruits ou légumes, vous pouvez les mélanger.

Il est possible qu'il prenne plusieurs jours pour apprécier un aliment. N'insistez jamais pour qu'il en mange. S'il le refuse toujours après plusieurs présentations, attendez quelque temps. Continuez à lui offrir régulièrement des aliments qu'il connaît déjà. Vous n'avez pas besoin d'attendre qu'il aime un aliment avant de lui en faire découvrir d'autres. Il est important de le familiariser avec une foule d'aliments dès son plus jeune âge. Votre rôle est de l'aider à faire évoluer ses goûts.

LES ALIMENTS ALLERGÈNES

Retarder l'introduction des aliments allergènes ne prévient pas les allergies. Il y a tout de même quelques précautions à prendre. Afin de pouvoir identifier un aliment responsable d'une réaction allergique, voici quelques principes à respecter pour les principaux aliments à potentiel allergène (voir liste ci-dessous). Même si ces précautions ne préviennent pas les allergies, elles permettent d'identifier rapidement l'aliment responsable en cas de problème.

LES PRINCIPAUX ALIMENTS À POTENTIEL ALLERGÈNE

- les arachides
- le blé
- les poissons et les fruits de mer
- le lait
- la moutarde
- les noix
- les œufs
- le sésame
- le soya
- les aliments contenant des sulfites

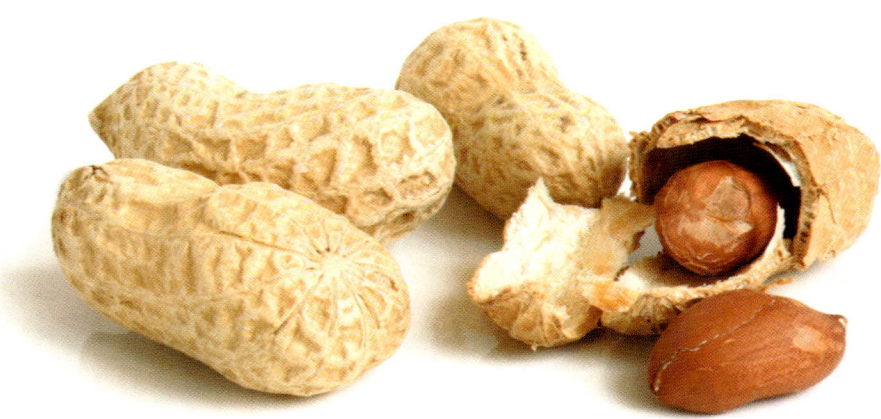

SYMPTÔMES

Voici des signes qui peuvent indiquer que votre enfant fait une réaction allergique. Consultez rapidement un médecin si vous observez les symptômes suivants après avoir introduit un nouvel aliment dans son régime alimentaire.

- Ses lèvres ou sa langue enflent;
- Il respire difficilement;
- Il vomit;
- Il devient soudainement irritable ou somnolent, ou son état général change subitement de manière importante;
- Des plaques rouges ou des boutons apparaissent sur son corps;
- Il a des gonflements autour des yeux;
- Son nez coule ou pique.

PRÉCAUTIONS À PRENDRE

- Introduisez les aliments à potentiel allergène un à la fois;
- Commencez avec une petite quantité, par exemple 1 c. à café, et augmentez graduellement;
- Lorsque votre bébé mange un aliment pour la première fois, offrez-le cuit. La cuisson diminue l'effet allergène des aliments (notamment des fruits et des légumes);
- Attendez au moins deux ou trois jours entre l'introduction de deux aliments potentiellement allergènes;
- Veillez à ce que votre bébé soit exposé à toute la variété des aliments que mange votre famille avant l'âge de un an.

QUANTITÉS

Commencez le repas par de petites quantités. Au cours des premiers jours, certains bébés mangent à peine une à deux cuillères de céréales ou de purée et ils en ont plus sur le menton que dans leur bedon ! Offrez-lui-en plus s'il vous signifie qu'il a encore faim. Augmentez progressivement la grosseur des portions en les ajustant aux besoins que votre bébé exprime. Des portions de la taille de son poing sont un bon début.

La quantité d'aliments que votre bébé mange à chaque repas ou en collation varie en fonction de sa faim, de la période de la journée, de sa fatigue, de la quantité de lait qu'il a bu et de son appréciation des aliments offerts. C'est toujours lui qui décide, car il est le seul à connaître les quantités qui répondent à ses besoins (voir *Petit cours de biologie,* p. 10).

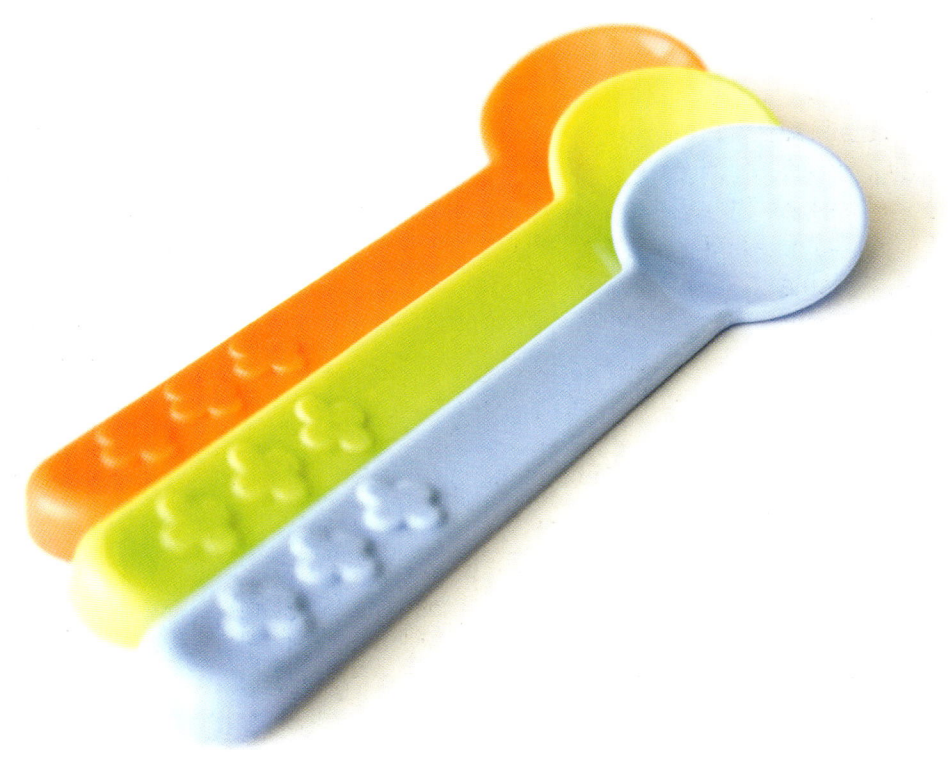

TEXTURES

La purée lisse est souvent la première étape de l'alimentation solide, mais ce n'est pas un passage obligé. Les premières purées peuvent tout de suite avoir une texture grossière et même contenir des morceaux. Peu importe le point de départ de votre bébé, assurez-vous de lui offrir des aliments à texture grumeleuse au plus tard à l'âge de 9 mois afin qu'il s'habitue rapidement à mâcher et à mastiquer et qu'il évite de devenir paresseux !

Les consistances des céréales pour bébés, des viandes et des substituts, des fruits et des légumes sont traditionnellement modifiées dans l'ordre suivant :

1. purée lisse

2. purée plus grossière ou épaisse

3. purée grumeleuse

4. morceaux mous et aliments râpés

5. petits morceaux

En demeurant au maximum un mois à chacune de ces étapes, votre bébé passera de la purée lisse à la purée grumeleuse au plus tard à 9 mois, tel que recommandé. L'évolution peut se faire à un rythme similaire par la suite, en visant que l'on trouve les aliments de votre menu, coupés en petits morceaux à l'âge de 12 mois. Offrez à votre enfant l'opportunité d'évoluer progressivement. Observez-le et soyez à son écoute pour être en mesure d'adapter son alimentation à ses capacités de mastication et de déglutition. Ne restez pas inutilement au même stade de consistance. Proposer différentes textures à votre bébé l'aidera à développer ses capacités motrices orales.

Les aliments secs et croquants ou qui fondent facilement dans la bouche (ex. : céréales sèches, craquelins et biscuits pour bébés, croûte de pain, pain grillé) s'insèrent parmi les étapes précédemment citées. Dès l'âge de 6 mois, certains bébés arrivent à les manger. Notez toutefois que pour prévenir les étouffements, il faut éviter certaines formes et textures d'aliments avant l'âge de 4 ans (voir *Écartez les risques d'étouffement,* p. 59).

L'ALIMENTATION AUTONOME DU NOURRISSON (*BABY LED WEANING*)

L'alimentation autonome du nourrisson (*baby led weaning*) consiste à introduire les aliments sous forme solide, en morceaux plus ou moins gros et non en purée. Le bébé prend lui-même les morceaux d'aliments pour les porter à sa bouche. On lui sert généralement des aliments du menu familial, à condition qu'ils lui conviennent.

L'alimentation autonome ne convient pas à tous les bébés. Certains développent moins rapidement que d'autres leurs habiletés motrices nécessaires pour se nourrir seuls. Dans ce cas, le risque avec ce mode d'alimentation est qu'ils ne mangent pas assez et donc qu'ils ne prennent pas suffisamment de poids.

Vous pouvez appliquer les principes de l'alimentation autonome avec souplesse. Donnez par exemple des céréales enrichies de fer à votre bébé, et même d'autres purées à l'occasion, tout en offrant à chaque repas des aliments entiers ou en morceaux. Être flexible permet de profiter des avantages de la méthode, tout en minimisant les inconvénients : le meilleur des deux mondes, en somme.

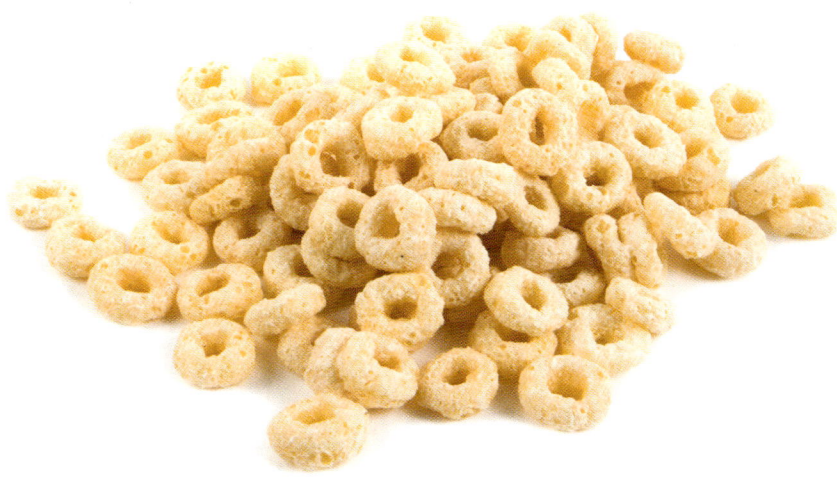

AVANTAGES

- Les aliments sont introduits lorsque bébé se tient assis sans aide et qu'il est capable de manipuler les aliments, bref, lorsqu'il est prêt à manger : on ne peut pas se tromper ! Il y a donc très peu de risque d'introduire les aliments trop hâtivement.

- Puisque bébé partage les aliments du menu familial, il mange avec la famille. C'est bénéfique sur le plan social et psychologique sans compter que les parents sont de véritables modèles.

- Bébé mange à son rythme et en respectant ses signaux de faim et de satiété.

- Bébé développe ses habiletés motrices fines et son autonomie.

INCONVÉNIENTS ET PRÉCAUTIONS

- Certains aliments du menu familial ne conviennent pas à un bébé : certaines pièces de viande, des mets ou des aliments très sucrés, très salés, très épicés ou frits, de même que certains aliments pouvant causer des étouffements. Il faut donc prévoir régulièrement des aliments juste pour lui.

- Lors des premiers essais, bébé ne porte pas les aliments à sa bouche : il essaie de le faire ! Il est donc fortement conseillé de garder à portée de main de quoi réparer les petits dégâts.

- Un bébé qui mange seul prolonge la durée du repas. Ça peut générer du stress lorsqu'on n'a pas le temps de s'attarder à table.

- Si bébé ne mange pas de céréales enrichies de fer (car les purées ne lui conviennent pas) et qu'il éprouve de la difficulté à manger de la viande, son apport en fer peut être préoccupant.

FRÉQUENCE DES REPAS

Au cours de la première semaine, offrez des aliments à deux ou trois occasions par jour afin d'habituer votre bébé à cette grande nouveauté dans sa vie. Il mangera peut-être seulement quelques petites cuillerées au début. La quantité de nourriture et le nombre de repas augmenteront peu à peu.

- **De 7 à 8 mois,** offrez deux ou trois repas, et une ou deux collations par jour à votre bébé. C'est lui qui vous dira quand et combien. Soyez sensible aux signes de la faim qu'il démontre.

- **De 9 à 11 mois,** trois repas et deux ou trois collations conviennent, toujours en fonction de sa faim. C'est lui qui décide de l'horaire, parce qu'un bébé qui a faim, on le nourrit ! Son horaire de repas et de collations varie donc en fonction de sa faim, ainsi que de ses heures de réveil, de coucher et de siestes. Il est bénéfique qu'il partage au moins quelques occasions de manger avec vous, si ce n'est pas possible pour toutes.

- **À partir de 12 mois,** établissez un horaire régulier de repas et de collations, idéalement de manière à ce qu'il partage vos repas. Avec trois repas et deux ou trois collations, vous lui apprenez à réguler ses apports alimentaires. Entre les repas et les collations, il peut avoir faim, mais les occasions de manger sont assez fréquentes pour qu'il n'en souffre jamais.

Les menus ci-après sont présentés à titre indicatif. Votre bébé peut manger à des moments différents de la journée. Au début, il mangera probablement de petites quantités. Augmentez la taille des portions en fonction de sa faim. Offrez-lui à boire à la demande. S'il n'a plus faim pour des fruits après le repas, offrez-les-lui simplement en collation. Jusqu'à 7 mois environ, offrez le lait maternel avant les aliments solides aux repas. À partir de 7 mois ou lorsque sa faim lui permet de manger davantage, donnez-lui le lait maternel après les aliments solides.

N'OUBLIEZ PAS DE DONNER À BOIRE À VOTRE BÉBÉ

Lorsqu'il commence à manger, la quantité de liquide que votre bébé boit diminue. Son petit estomac a des limites ! Offrez-lui à boire régulièrement pour qu'il soit bien hydraté. N'attendez pas qu'il le demande, car il exprime moins facilement sa soif que sa faim – cela n'est pas un souci tant qu'il est allaité ou que vous lui donnez ses biberons à heures régulières, mais une fois le sevrage amorcé, il est important d'y penser. Offrez-lui alors quatre petits verres de lait ou de boisson de soya répartis entre les repas et les collations, puis ajoutez un petit verre d'eau dans la matinée, dans l'après-midi et le soir, mais sans le forcer à boire.

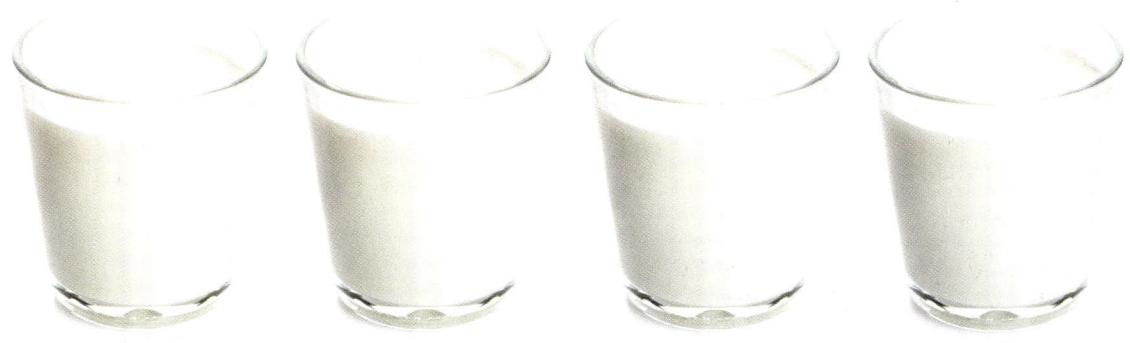

	6 MOIS	**7 MOIS**	**8 MOIS**	**9 À 11 MOIS**
Au réveil	Lait maternel*	Lait maternel	Lait maternel	Lait maternel
7:00	Lait maternel Céréales enrichies de fer pour bébés	Céréales enrichies de fer pour bébés Lait maternel	Céréales enrichies de fer pour bébés Fruit Lait maternel	Céréales enrichies de fer pour bébés Fruit Lait maternel
9:00			Si bébé a faim : collation (p. 80)	Fruit
11:30	Lait maternel	Viande ou substituts Légume Lait maternel	Viande ou substituts Légume Lait maternel	Viande ou substituts Produit céréalier Légume Fruit Lait maternel
15:00			Céréales d'avoine non sucrées en forme d'anneaux ou autre produit céréalier ou fruit	Produit céréalier ou fruit Produit laitier, selon l'appétit Eau
17:00	Lait maternel Céréales enrichies de fer pour bébés	Céréales enrichies de fer pour bébés Fruit Lait maternel	Céréales enrichies de fer pour bébés ou viande et substituts Légume Fruit Lait maternel	Viande ou substituts Produit céréalier Fruit et/ou yogourt nature Lait maternel
19:00	Lait maternel	Lait maternel	Lait maternel	Lait maternel

* « Lait maternel » est utilisé pour simplifier le tableau. Si votre bébé n'est pas allaité, remplacez-le par une préparation pour nourrissons (ou du lait de vache à partir de 9 mois, si et seulement si votre bébé mange avec appétit une grande variété d'aliments). Offrez le lait seulement à la demande.

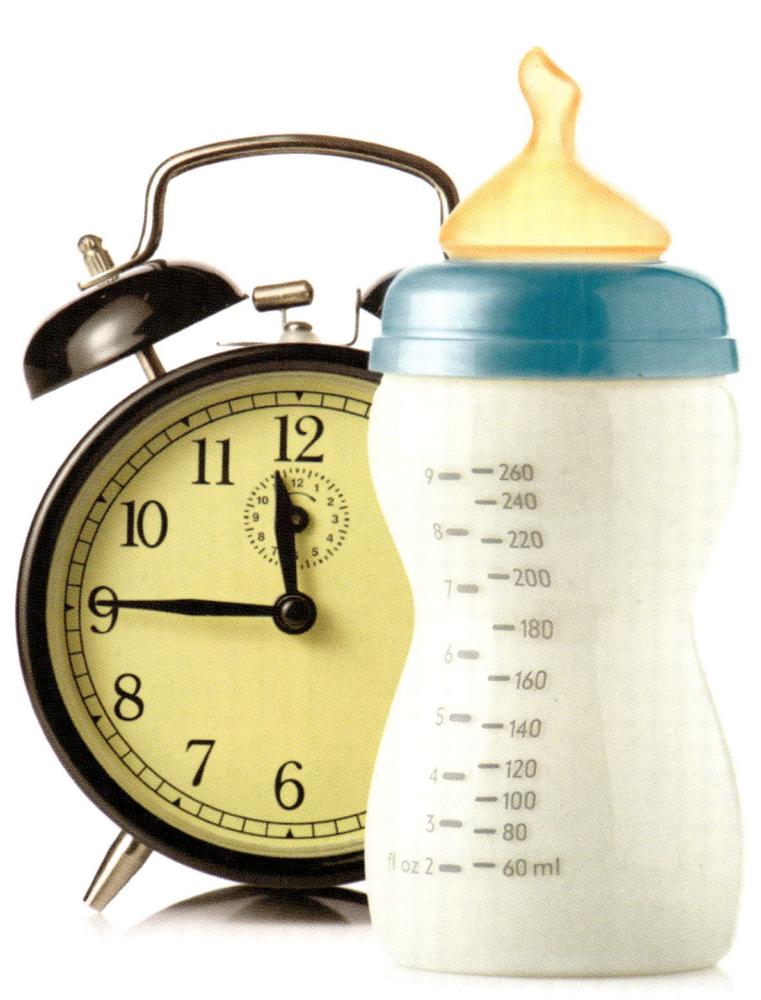

QUELQUES DIFFÉRENCES ENTRE LE CANADA ET LA FRANCE

Bien qu'au Canada comme en France, les experts conseillent d'introduire les aliments complémentaires vers l'âge de 6 mois et recommandent de ne jamais le faire avant 4 mois, il existe quelques petites différences culturelles entre les deux pays.

FRÉQUENCE DES REPAS ET DES COLLATIONS

- En France, on recommande d'offrir aux bébés quatre occasions de manger par jour (le matin, le midi, dans l'après-midi et le soir) et d'éviter de donner des aliments entre ces repas. Au Canada, on recommande trois repas (matin, midi et soir) et deux ou trois collations (dans la matinée, dans l'après-midi et en soirée au besoin). Ce conseil se justifie notamment par le fait que les bébés ont un petit estomac et qu'il est préférable pour eux d'avoir plusieurs occasions de manger tout au long de la journée et de la soirée pour combler leurs besoins. On souhaite aussi éviter qu'ils aient une faim de loup et qu'ils mangent ensuite jusqu'à se sentir trop pleins. Les collations permettent aux bébés et aux enfants d'avoir une faim modérée au moment des repas, et de manger jusqu'à se sentir bien (plutôt que pleins).

CUILLÈRES ET BIBERONS

- En France, on donne le choix aux parents d'offrir des céréales à leur bébé sous forme de purée (à donner à la cuillère) ou de soupe (à mettre dans un biberon). Au Canada, on déconseille les céréales sous forme liquide. On recommande plutôt une texture de purée assez liquide pour être versée dans la bouche de bébé, mais assez épaisse pour qu'il ne la tète pas, car à 6 mois ses capacités motrices orales le permettent.

LÉGUMINEUSES

- La France recommande une introduction plus tardive (pas avant 15, voire 18 mois) des lentilles, des haricots, des pois chiches, etc., car ces aliments sont plus difficiles à digérer. Au Canada, on suggère qu'ils fassent partie du menu des bébés dès l'âge de 6 mois. En débutant avec de petites quantités, les bébés (et surtout leurs intestins) s'y habituent progressivement.

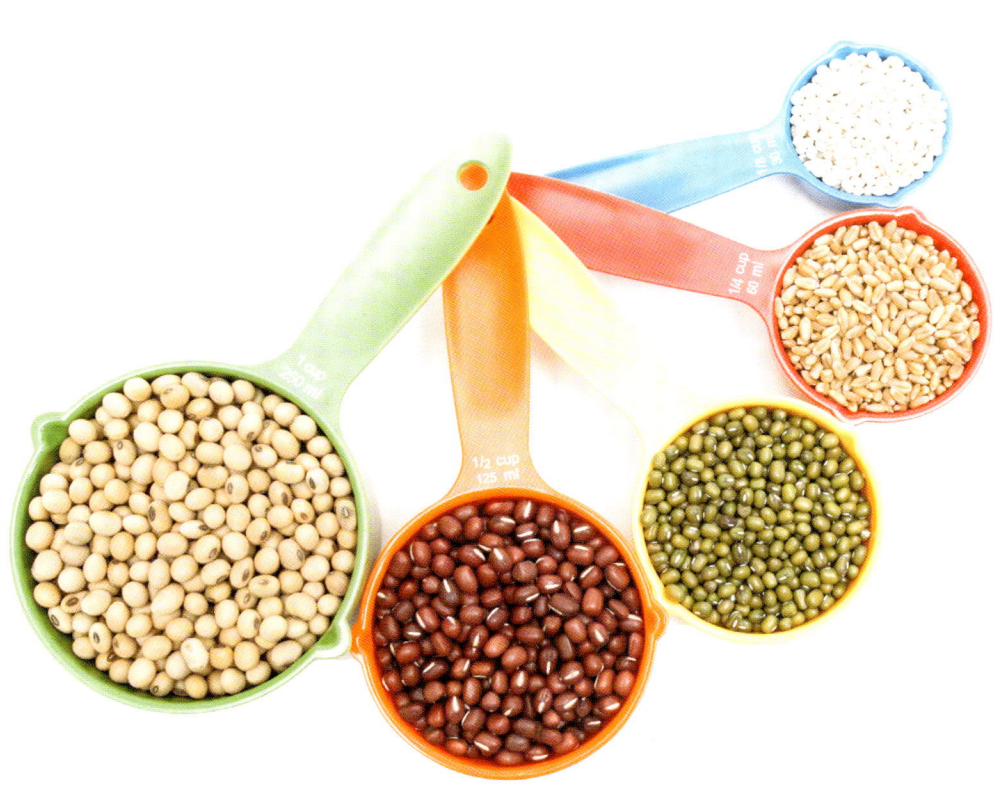

3 PROCÉDEZ GRADUELLEMENT AU SEVRAGE

Le lait maternel ou la préparation pour nourrissons demeure l'aliment prioritaire durant toute la première année de vie de votre bébé. C'est pour cela qu'on qualifie les autres aliments de « complémentaires ». À 6 mois, lorsqu'il commence à manger, votre bébé continue de boire à peu près la même quantité de lait. À partir de 7 mois, vous pouvez commencer les repas par les aliments et les finir avec le lait (la quantité va diminuer progressivement à partir de 8 ou 9 mois).

> **APPORTS QUOTIDIENS RECOMMANDÉS POUR BÉBÉ**
>
> Offrez-lui à boire à la demande. Il boira environ :
> - de 1 à 4 mois : entre 500 ml (2 tasses) et 750 ml (3 tasses) de lait*
> - de 4 à 8 mois : entre 750 ml (3 tasses) et 900 ml (environ 3 ½ tasses) de lait*
> - de 9 mois à 2 ans : entre 600 ml (environ 2 ½ tasses) et 750 ml (3 tasses) de lait
>
> * lait maternel ou préparations pour nourrissons

Attendez que votre enfant ait entre 9 et 12 mois avant de lui offrir du lait de vache et limitez-en la quantité à un maximum de 750 ml (3 tasses) par jour, comme pour le lait maternel ou les préparations pour nourrissons. Le lait ne doit pas nuire à la variété et ne doit pas prendre la place d'autres aliments nourrissants. Qui plus est, une trop grande consommation de lait de vache peut engendrer une carence en fer (anémie).

Lait maternel : Il est recommandé d'allaiter exclusivement jusqu'à environ 6 mois et ensuite en combinaison avec les aliments jusqu'à un an ou au-delà. Le moment venu, réduisez d'une tétée à la fois, et attendez quelques jours avant d'en retirer une autre. Conservez plus longtemps les tétées que votre bébé préfère et celles qui s'harmonisent le mieux à votre horaire.

Préparations pour nourrissons : Si votre bébé boit au biberon, il est recommandé de commencer la transition vers le verre aux alentours de 9 mois. Cela dit, jusqu'à un an, la priorité est qu'il boive un lait adapté à son âge que ce soit au biberon ou au verre. Le plus important est le contenu et non le contenant. Toutefois, le sevrage du biberon vers 9 mois aide à prévenir les caries, car cette manière de boire laisse le lait plus longtemps dans la bouche et donc en contact avec les dents. Même si le sucre du lait est naturel, il nourrit les bactéries responsables des caries.

4 FAVORISEZ LE DÉVELOPPEMENT DU GOÛT DE VOTRE ENFANT

RAPPELEZ-VOUS LE MOT D'ORDRE : CONTACTS POSITIFS RÉPÉTÉS

Contacts. Pour apprendre à connaître les aliments, votre enfant a besoin de les voir dans son assiette. Mettez-lui-en une toute petite quantité pour commencer afin d'éviter de le décourager ou de gaspiller.

Positifs. Le contexte du repas doit être positif et chaleureux. Votre enfant a tendance à associer des aliments aux émotions qu'il vit lorsqu'il les découvre. S'il est heureux et de bonne humeur, il se souvient des aliments de manière plus favorable et a plus envie d'en remanger que s'il est tourmenté. Ne forcez pas votre bébé à goûter ou à manger. Cela crée des tensions, et le repas devient une expérience négative. Votre bébé pourrait finalement décider de manger uniquement pour vous obéir, mais il n'y prendra aucun plaisir. Ce serait contre-productif, et personne n'y gagnerait.

Répétés. Persévérez à offrir un aliment à votre enfant même s'il le refuse après trois ou quatre occasions. Servez-lui-en régulièrement, par exemple une fois par mois. Il ne faut pas exagérer en le servant trop souvent.

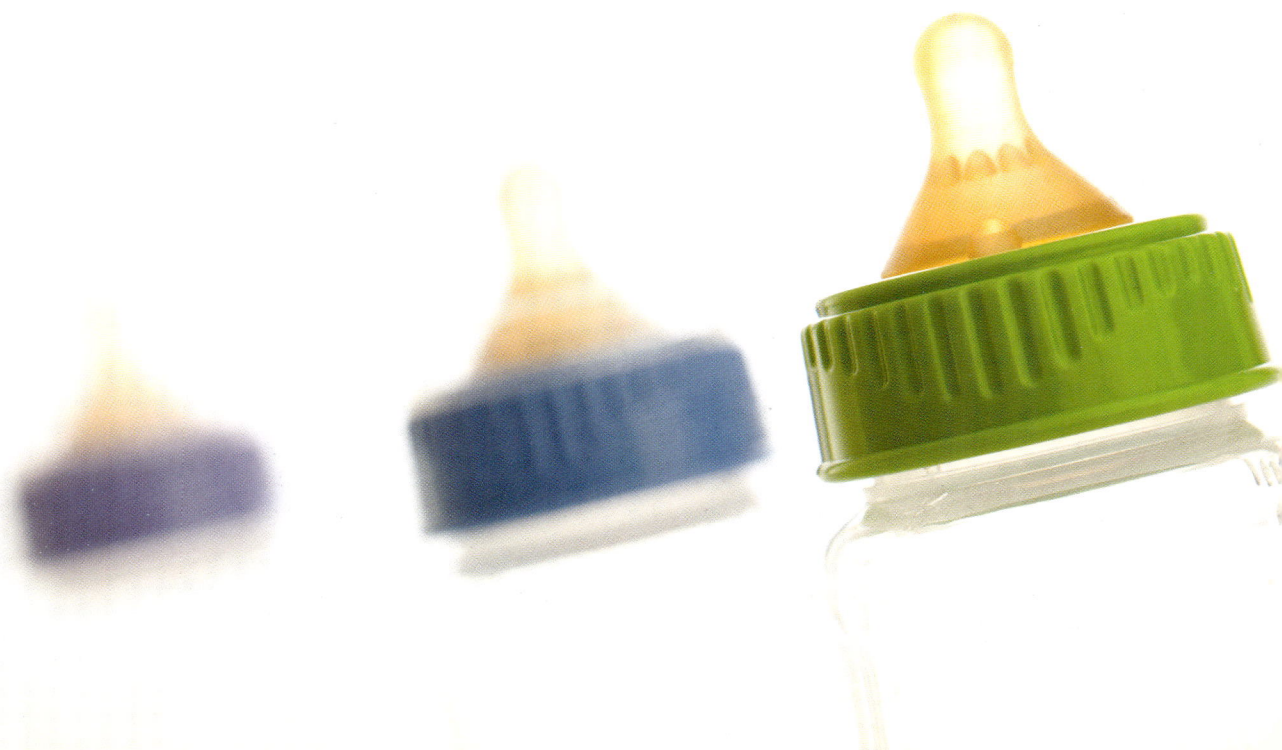

CONTENTEZ-VOUS D'UNE SEULE FORME DE PRÉSENTATION

Pour votre bébé, des carottes en purée ou des carottes en bâtonnets semblent être deux aliments différents. Pour l'aider à se familiariser avec un aliment, offrez-le-lui apprêté de la même manière jusqu'à ce qu'il l'accepte. Dans le cas contraire, c'est un peu comme reprendre à partir du début avec chaque nouvelle présentation. Cela dit, il est également possible qu'en essayant diverses façons d'apprêter un aliment, vous en trouviez une qui lui plaît particulièrement. Ça vaut parfois la peine d'essayer.

PROPOSEZ UN NOUVEL ALIMENT AVEC UN ALIMENT QU'IL AIME DÉJÀ

Pour votre bébé, un aliment inconnu dans son assiette peut être une source d'inquiétude. Prenez soin de lui proposer au moins un aliment qu'il aime en même temps. C'est rassurant pour lui, car s'il n'aime pas le nouvel aliment, il pourra tout de même manger. Qui plus est, votre bébé part avec une opinion favorable envers au moins un élément dans son assiette, ce qui sert la cause du repas entier !

ENCOURAGEZ VOTRE BÉBÉ, MAIS NE LE FORCEZ PAS

Vous pouvez encourager votre enfant à goûter en lui disant par exemple : « je crois que tu vas beaucoup aimer ça », « tu peux en prendre seulement une petite bouchée et la remettre dans ton assiette si tu n'aimes pas » ou « bravo d'avoir essayé ». Évitez toute pression et toute félicitation concernant la quantité d'aliments mangés. Pas de « bravo, tu as tout mangé » ni de « encore deux bouchées avant de sortir de table ». Évitez à tout prix ces formulations qui laissent penser à votre enfant que vous êtes fier de lui lorsqu'il mange plus. Respecter les goûts de votre bébé et le rythme auquel il les développe est la meilleure manière de ne pas créer de dégoût ou d'opposition systématique. S'il refuse un aliment, n'insistez pas. Proposez-le-lui de nouveau quelques jours plus tard.

ÉVITEZ LES SYSTÈMES DE RÉCOMPENSE

Ne négociez pas pour convaincre votre bébé de manger un aliment qu'il n'aime pas, par exemple en promettant un jouet s'il mange son légume ou en lui retirant un privilège s'il ne le fait pas. Cette pratique ne fait que rendre l'aliment refusé encore moins intéressant et attrayant, car il est perçu comme un obstacle à franchir pour obtenir un cadeau.

MONTREZ-LUI COMME C'EST BON

Votre bébé apprend par mimétisme, et c'est en général vous qu'il imite. Il acceptera plus facilement de goûter de nouveaux aliments s'il voit que vous prenez plaisir à les manger.

PARLEZ-LUI DES ALIMENTS

Décrivez les aliments que vous lui offrez et soyez enthousiaste : « wow, quelle belle couleur orange elles ont, ces carottes », « humm, cette pêche sent si bon », « regarde comme elles sont longues et fines, ces asperges », etc. La découverte des aliments ouvre un monde de plaisirs à votre enfant. Vous contribuez à lui en faire prendre conscience lorsque vous parlez en bien des aliments. Décrire leurs caractéristiques contribue également à familiariser votre bébé avec eux.

FAITES-LUI UNE PLACE DANS LA CUISINE

Votre bébé est encore trop petit pour cuisiner. Cela dit, il peut vous observer. Approchez sa chaise haute afin qu'il puisse vous regarder à l'œuvre. Faites-lui sentir ou toucher les aliments. C'est une autre façon efficace de le familiariser avec eux.

SOYEZ UN MODÈLE À TABLE

L'aspect social de l'alimentation est une autre raison importante pour laquelle votre bébé devrait prendre part aux repas en famille. Si votre horaire de repas ne convient pas toujours à celle de bébé, faites-lui une place autour de la table même si ce n'est pas le temps de le nourrir. Qu'il partage ou non votre repas, c'est une occasion pour lui de se familiariser avec les aliments, de se créer des repères et de façonner ses propres habitudes et préférences alimentaires. La télévision, les tablettes et les téléphones intelligents n'ont pas leur place à table. Non seulement ils empêchent d'être attentif aux personnes et aux aliments, mais ils empêchent également d'être à l'écoute des signaux de faim et de satiété.

5 PRÉVENEZ LES CAPRICES ALIMENTAIRES

Un bébé qui n'aime pas un aliment du premier coup ou même après quelques essais n'est pas capricieux. C'est un enfant normal qui développe ses goûts. Mais selon votre manière de réagir à ses refus, il pourrait développer des comportements capricieux.

NE PRÉPAREZ PAS UN REPAS JUSTE POUR LUI
Si vous préparez un autre plat lorsque votre enfant n'aime pas celui qui était prévu, vous le confortez dans son refus et lui enlevez ses chances d'aimer cela un jour. Sans oublier que vous l'encouragez à prendre cette porte de sortie à la moindre hésitation envers un aliment.

N'OFFREZ PAS UNE COLLATION TOUT DE SUITE APRÈS LE REPAS
Évitez de donner une collation à votre enfant peu de temps après le repas, car c'est une autre porte de sortie facile pour les enfants qui hésitent à goûter un nouvel aliment.

RESPECTEZ SES SIGNAUX DE FAIM ET DE SATIÉTÉ
Depuis sa naissance, vous offrez le sein ou le biberon à votre bébé à la demande, lorsqu'il a faim. Vous le laissez aussi décider du moment où il arrête de téter. Votre bébé sait instinctivement répondre à ses besoins, et vous l'écoutez sans vous poser de questions. Ce doit être la même chose lorsque vient le temps d'introduire des aliments complémentaires. Laissez votre bébé décider des quantités qu'il veut manger.

N'ACHETEZ PAS LES ALIMENTS « POUR ENFANTS »
Habituez votre enfant à manger les aliments de toute la famille. Il n'a pas besoin de personnages colorés, de formes amusantes ou d'une mégadose de sucre pour apprécier les aliments. Il apprend à aimer ce que vous mangez ensemble au cours de vos repas. En lui offrant trop souvent des produits « pour enfants », il s'y habitue, les apprécie et les recherche. Avec les aliments ordinaires, votre enfant démontre une meilleure ouverture.

NE RÉPONDEZ PAS À SA PLACE
Que vous soyez chez des amis, dans la famille ou au restaurant, il arrive souvent que d'autres personnes offrent des aliments à votre enfant. Il est possible que quelqu'un lui propose un aliment qu'il n'a jamais essayé ou aimé auparavant. Laissez-le décider s'il veut ou non y goûter, et surtout évitez de répondre qu'il n'aime pas ça. On ne sait jamais quand un déclic se produira. Il suffit parfois d'un contexte particulier ou d'une nouvelle personne pour inciter votre enfant à goûter un aliment jusqu'alors refusé.

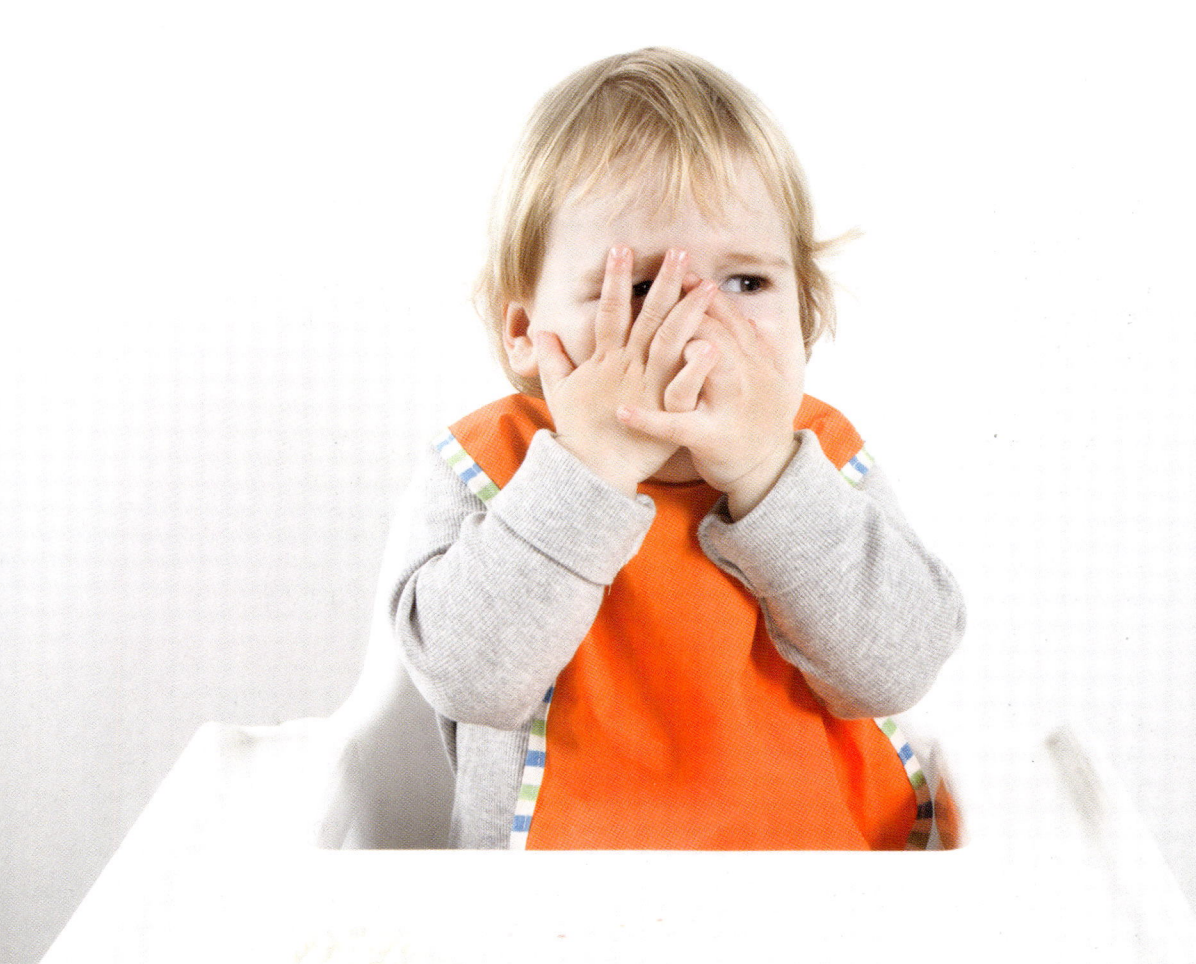

6 VARIEZ SON ALIMENTATION : LES ALIMENTS À OFFRIR ET À ÉVITER

Chaque fruit, chaque légume, chaque céréale, chaque viande ou substitut, bref chaque aliment, offre différents éléments nutritifs en quantités variables. C'est donc avec un menu diversifié que votre bébé recevra tout ce dont il a besoin pour grandir en bonne santé.

Dans cette section, les portions sont données à titre indicatif. Elles peuvent varier d'un bébé à un autre. Laissez votre enfant décider de la quantité qu'il mange.

LES PRODUITS CÉRÉALIERS

LES CÉRÉALES PURÉES

À offrir : Céréales enrichies pour bébés

- Offrez d'abord les céréales du commerce dites « d'introduction » ou « pour débutants ». Commencez par celles qui contiennent une seule sorte de céréale, par exemple l'orge, l'avoine ou le riz avant d'introduire des céréales mélangées. Optez pour celles auxquelles vous ajoutez vous-même du lait maternel ou une préparation pour nourrissons. Elles conviennent mieux à votre bébé que celles additionnées de poudre de lait (de vache).

- À partir de 8 mois, vous pouvez offrir des céréales « de transition » ou « deuxième étape », mais ce n'est pas une nécessité, car à part une variété de saveurs, elles n'offrent rien de plus. Au contraire, elles ont tendance à renfermer des ingrédients superflus et plus de sucre. Continuez à privilégier les céréales les plus simples possible. Il est d'ailleurs très facile d'ajouter vous-même des fruits en purée ou en morceaux pour varier les saveurs des céréales.

- Les meilleurs choix de céréales ne contiennent pas de sucre. Notez que l'oligo-fructose que vous voyez dans certaines listes d'ingrédients n'est pas un sucre ajouté, mais une sorte de fibre alimentaire qui nourrit les bonnes bactéries dans les intestins de votre bébé.

- Choisissez les céréales qui comblent 100 % des besoins quotidiens en fer des bébés dans chaque portion de 28 g. Vérifiez cette valeur dans le tableau de valeur nutritive. Il s'agit du pourcentage de la valeur quotidienne indiquée par « % VQ ».

À éviter : Céréales de riz brun

Elles peuvent contenir un taux d'arsenic préoccupant. Les céréales de riz blanc sont acceptables dans le cadre d'une alimentation variée.

Forme : Commencez par une purée peu épaisse, sans non plus être liquide. Épaississez légèrement au fur et à mesure.

Quantité : Commencez par 1 c. à café de céréales sèches mélangées à du lait maternel (ou à une préparation pour nourrissons). Offrez-en plus à votre bébé s'il les accepte bien, puis augmentez progressivement la quantité au fil des jours, selon sa faim. Une portion équivaut à environ 28 g ($^1/_3$ tasse) de céréales sèches.

Jusqu'à 2 ans ! Continuez à inclure des céréales pour bébés enrichies de fer dans le menu de votre enfant jusqu'à ce qu'il ait deux ans. Il ne les acceptera peut-être pas sous forme de purée jusqu'à cet âge, mais vous pouvez les utiliser dans la confection de biscuits, muffins, galettes et crêpes, par exemple (voir la section des recettes p. 105).

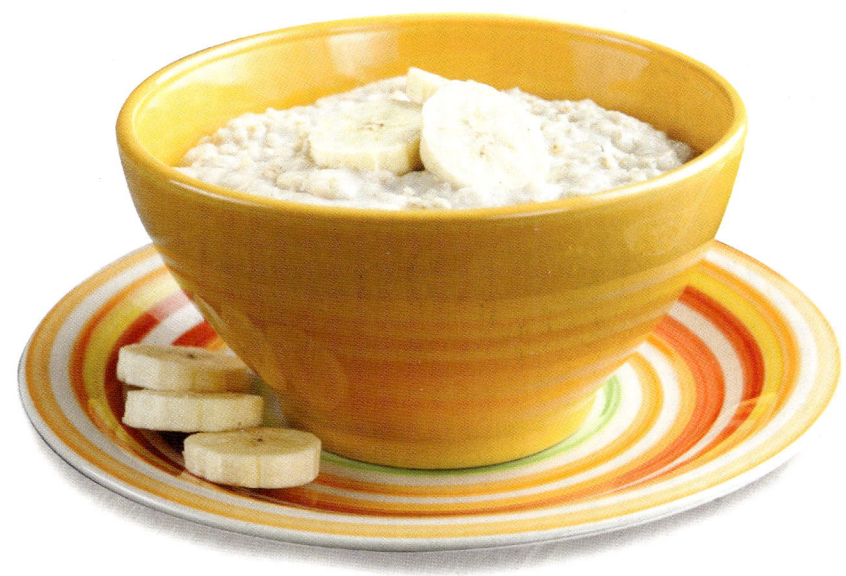

LES PRODUITS CÉRÉALIERS (SUITE)

LES CÉRÉALES PRÊTES À MANGER POUR BÉBÉS

Les céréales prêtes à manger pour bébés (comme les petits anneaux) sont généralement beaucoup moins riches en fer que les céréales purées. Elles ne les remplacent donc pas. Vous pouvez toutefois en offrir à l'occasion à votre bébé en collation. Elles lui permettent d'expérimenter de nouvelles textures d'aliments et de développer sa dextérité, car il les prend avec ses petits doigts. Privilégiez celles non sucrées, comme les petits anneaux à l'avoine. Évitez les anneaux colorés et autres céréales du genre !

LES AUTRES PRODUITS CÉRÉALIERS

À offrir : Croûte de pain, pain grillé, pain pita, pain naan, tortilla, pâtes alimentaires, millet, quinoa, couscous, gruau, bâtonnets de pain sec, craquelins sans sel, riz collant à grains courts, crêpes

- Vous pouvez introduire ces aliments lorsque votre bébé mange des aliments riches en fer au moins deux fois par jour.
- Privilégiez les produits de grains entiers au moins une fois sur deux.

Attention : Votre bébé pourrait avoir tendance à s'étouffer avec le riz. Commencez avec le riz collant à grains courts (riz pour risotto ou sushi) que vous écrasez à la fourchette.

Forme :
- Au besoin, commencez d'abord par écraser à la fourchette ou couper en petits morceaux les pâtes alimentaires, le couscous, le riz, le quinoa et le millet, puis proposez-les tels quels quand votre bébé est prêt.
- Offrez les croûtes de pain et les divers pains, les craquelins et les bâtonnets de pain sec tels quels pour que votre bébé les prenne lui-même.

Quantité : Donnez une portion d'environ la taille du poing de votre bébé et au besoin, resservez-le s'il a encore faim.

LES ALIMENTS RICHES EN PROTÉINES : VIANDES ET SUBSTITUTS

LES VIANDES ET LA VOLAILLE

À offrir : Agneau, poulet, dinde, veau, bœuf, porc, foie

À éviter : Jambon, saucissons, saucisses, bacon et autres charcuteries

Ces aliments contiennent notamment trop de sel, de gras, de nitrates et de nitrites. Les nitrates et les nitrites se transforment en substances potentiellement cancérigènes dans l'organisme.

LES POISSONS

À offrir : Saumon de l'Alaska, flétan du Pacifique, sole, turbot, tilapia, bar rayé, grand corégone, truite saumonée et autres truites (sauf le touladi), omble chevalier, éperlan

- Si vous optez pour un poisson en conserve, choisissez-le sans sel ajouté.
- Vous pouvez laisser les arêtes de certains poissons comme le saumon, car elles sont très molles. Si vous les écrasez bien à la fourchette, votre bébé pourra les manger sans souci.

À éviter : Espadon, requin, achigan, brochet, doré, maskinongé, marlin, lotte, truite grise (touladi), thon rouge ou blanc

- Ces poissons peuvent contenir des polluants et des métaux lourds.
- Évitez les sushis et autres poissons crus ou fumés à froid, car ils peuvent renfermer des bactéries nuisibles à votre bébé.

Forme : Ils doivent tous être bien cuits. Servez d'abord le poisson sous forme de purée lisse. Modifiez graduellement la texture au rythme qui convient à votre bébé : purée moins lisse, puis aliment haché finement et enfin en petits morceaux tendres.

Quantité : Commencez par 1 c. à café. Augmentez progressivement cette quantité pour atteindre 4 à 6 c. à soupe par jour vers l'âge de 12 mois.

LES ŒUFS

À offrir : Jaune d'œuf, puis œuf entier

Commencez par le jaune d'œuf si votre bébé mange une toute petite quantité. Le fer et le gras sont concentrés dans le jaune. Offrez l'œuf complet lorsque votre bébé a plus faim.

À éviter : Œufs crus ou insuffisamment cuits.

Ils peuvent renfermer des bactéries nuisibles à votre bébé.

Forme : Servez-les bien cuits, d'abord sous forme de purée lisse, facile à obtenir à l'aide d'une fourchette et l'ajout d'un peu de lait ou de préparation pour nourrissons. Évoluez graduellement vers une purée grumeleuse, des œufs hachés, puis en petits morceaux.

Quantité : Commencez par 1 c. à café de jaune d'œuf. Augmentez progressivement cette quantité jusqu'à offrir tout le jaune, puis l'œuf complet (jaune et blanc). Vers 12 mois, votre enfant mangera un œuf ou deux en un repas.

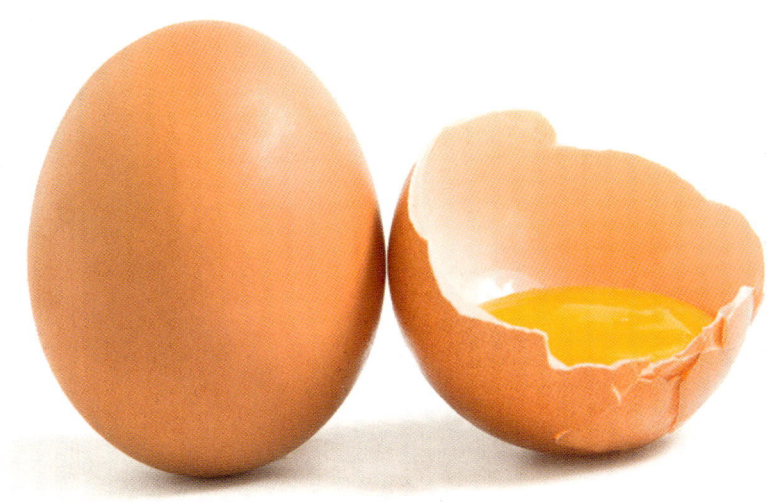

LES LÉGUMINEUSES ET LE TOFU

À offrir : Toutes les variétés de lentilles, haricots secs, pois chiches, tofu ordinaire et tofu soyeux

Le tofu soyeux est moins riche en protéines et en fer. Il ne peut pas être la seule source de protéines dans un repas.

À éviter : Tofu dessert pour commencer

Le tofu dessert est trop sucré. Commencez par le tofu nature.

Forme :

- Servez les légumineuses sous forme de purée lisse ou simplement écrasées à la fourchette. Vous pouvez les cuire vous-même ou utiliser des légumineuses en boîte que vous prenez soin de bien rincer.
- Le tofu ordinaire peut être émietté ou coupé en petits dés. Faites-le simplement chauffer, puisqu'il n'a pas besoin de cuisson. Le tofu soyeux a une texture de flan que votre bébé peut prendre tel quel.

Quantité : Commencez par 1 à 2 c. à café de légumineuses afin que les intestins de votre bébé s'habituent à ces aliments qui causent des gaz. Augmentez progressivement jusqu'à 2 à 4 c. à soupe par repas. Une portion de tofu équivaut à environ 30 g (1 oz).

LES BÉBÉS VÉGÉS

Votre bébé peut avoir une alimentation végétarienne et grandir en bonne santé, à la condition que son menu soit équilibré, varié et concentré en énergie (calories). Dans le cas contraire, il risque de souffrir de carences nutritionnelles, ainsi que d'un retard de croissance ou de développement. Il est conseillé de consulter une nutritionniste afin de s'assurer que votre enfant reçoit tous les nutriments dont il a besoin.

LES LÉGUMES

À offrir : Tous les légumes

- Commencez par les légumes orange ou jaunes, qui sont les plus doux (ex. : courge, carotte, patate douce, maïs, poivron rouge, orange ou jaune).
- Ajoutez ensuite les légumes verts (ex. : petits pois, haricots verts, courgettes, asperges, avocat).
- Pour finir, servez tous les autres (ex. : brocoli, chou-fleur, aubergine, tomate, champignon, navet, pomme de terre, panais, etc.).

Forme :
- Vous pouvez commencer par des purées plus ou moins lisses selon les capacités de votre bébé. Progressez graduellement vers les légumes cuits coupés en petits morceaux ou encore des morceaux plus gros (environ la taille de son poing) que votre bébé peut grignoter.
- Vous pouvez utiliser des légumes frais ou surgelés. Si vous employez des légumes en conserve, choisissez des produits sans sel ajouté.

Quantité : Commencez par 1 à 2 c. à café lorsque vous faites goûter un légume pour la première fois à votre bébé. S'il ne l'aime pas, ça limitera le gaspillage. Une portion correspond environ à la taille de son poing.

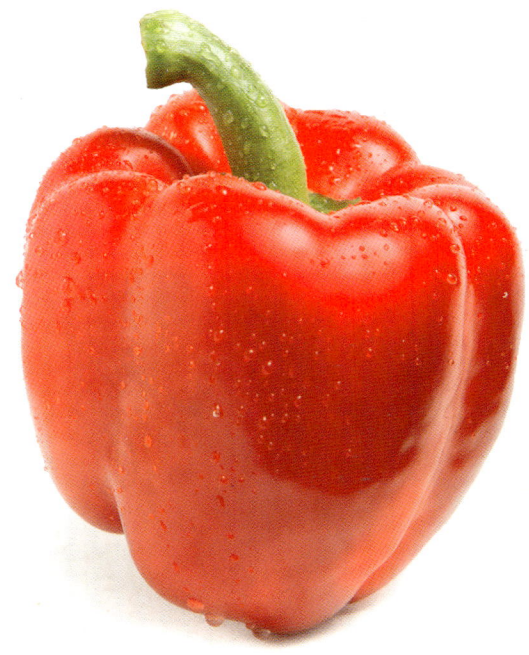

LES FRUITS

À offrir : Tous les fruits

Commencez avec n'importe quel fruit que vous pouvez réduire en purée ou écraser à la fourchette. Lorsque votre bébé s'adapte aux nouvelles textures, poursuivez avec les agrumes (clémentine, orange, pamplemousse) dont vous enlèverez la membrane recouvrant chaque quartier. Attendez l'âge de 9 à 12 mois avant d'offrir des raisins coupés en quatre à votre bébé.

À éviter ou à limiter : Le jus de fruit

Il est moins nourrissant qu'un fruit et augmente les risques de caries. Il n'est pas nécessaire. Si vous en offrez quand même à votre bébé, faites moitié vrai jus (sans sucre ajouté) et moitié eau, et ne dépassez pas 60 ml (¼ tasse) par jour.

Forme :
- Commencez avec des purées plus ou moins lisses. Plusieurs fruits mûrs et tendres (ex. : banane, cantaloup, ananas, melon d'eau) peuvent simplement être écrasés à la fourchette ou réduits au mélangeur, sans cuisson. Pour d'autres (ex. : pomme, pêche, poire, abricot, nectarine, prune), il est préférable de les cuire avant de les réduire en purée. Les petits fruits mûris à point comme les bleuets, les framboises et les fraises peuvent être proposés crus ou cuits. Vous pouvez passer les fraises au tamis pour enlever les petits grains.
- Les fruits peuvent être offerts à votre bébé sans cuisson, râpés ou en morceaux.
- Privilégiez les fruits frais ou surgelés. Vous pouvez aussi offrir des compotes de fruits maison, du commerce (sans sucre ajouté) ou en conserve (dans du jus et non du sirop).

Quantité : Offrez une portion de la taille du poing de votre bébé. Ne le forcez pas à tout manger et permettez-lui d'en avoir plus s'il a encore faim.

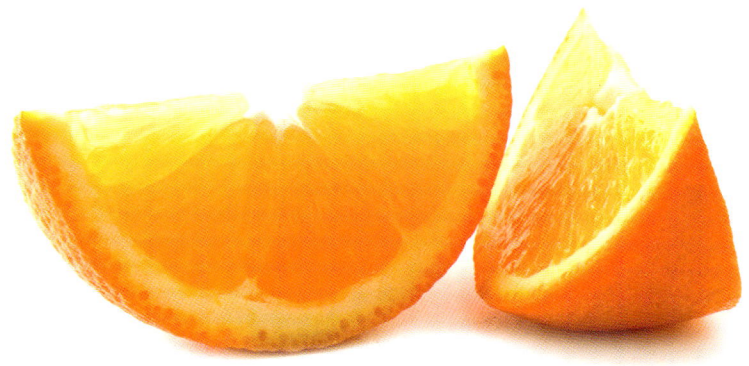

LES PRODUITS LAITIERS ET DE SOYA

Les produits laitiers ne pressent pas, puisque votre bébé boit toujours du lait maternel (ou une préparation pour nourrissons). Lorsqu'il mange des aliments riches en fer au moins deux fois par jour, vous pouvez tout de même en intégrer dans son menu.

À offrir : Yogourt (de 4 à 10 % M.G.), kéfir, fromage ou simili-fromage fait de soya, boisson de soya (pas avant 9 mois)

À éviter : Lait de vache et fromage non pasteurisé

- N'offrez pas de lait de vache avant au moins l'âge de 9 mois, car il peut réduire la faim de votre bébé pour d'autres aliments et nuire à son apport en fer. Avant de l'intégrer dans son menu, attendez que votre bébé ait au moins 9 mois (idéalement 12 mois) et qu'il mange une variété d'aliments riches en fer. Lorsqu'il sera prêt, offrez-lui du lait entier pasteurisé à 3,25 % de matières grasses. N'en donnez pas plus que 750 ml (3 tasses) par jour.

- Évitez le fromage non pasteurisé, car il peut renfermer des bactéries nuisibles à votre bébé.

Forme :
- Yogourt nature.
  Le yogourt gras est onctueux, et sa saveur est plus douce que le yogourt nature pauvre en gras. Votre bébé apprend à l'aimer tel quel. Vous pouvez ensuite le mélanger avec un peu de compote de fruits.

- Fromage ferme doux (ex. : cheddar, mozzarella) ou autre fromage ferme selon les habitudes de votre famille : râpé ou en tranches minces.

- Fromage frais ou ricotta : tel quel, à la cuillère.

- Boisson de soya : enrichie (fortifiée), non aromatisée et non allégée en matière grasse. Notez que les autres boissons végétales (de riz, d'amande, d'avoine, de chanvre) ne sont pas assez nourrissantes pour remplacer le lait.

Quantité : Commencez par 2 ou 3 c. à soupe de yogourt ou de fromage, puis augmentez selon la faim de votre bébé. Vers 12 mois, une portion équivaut à environ 85 g ($1/3$ tasse) de yogourt et 30 g (1 oz) de fromage.

LES MATIÈRES GRASSES

Pour satisfaire aux grands besoins en gras (lipides) des bébés, il n'est pas nécessaire d'ajouter du beurre ou de l'huile sur tout ce qu'ils mangent. Il faut simplement prendre soin d'inclure dans leur menu des aliments à la fois gras et nourrissants, plutôt que des aliments gras peu intéressants d'un point de vue nutritionnel.

À offrir :
- lait maternel (ou une préparation pour nourrissons)
- lait entier (pas avant 9 mois)
- fromage
- yogourt fait de lait entier
- œufs
- poissons gras (saumon, truite, omble chevalier, maquereau, etc.)
- viandes et volaille
- beurre d'arachide et autres beurres de noix
- avocat

À éviter :
- croustilles
- charcuteries
- frites
- pâtisseries
- produits allégés

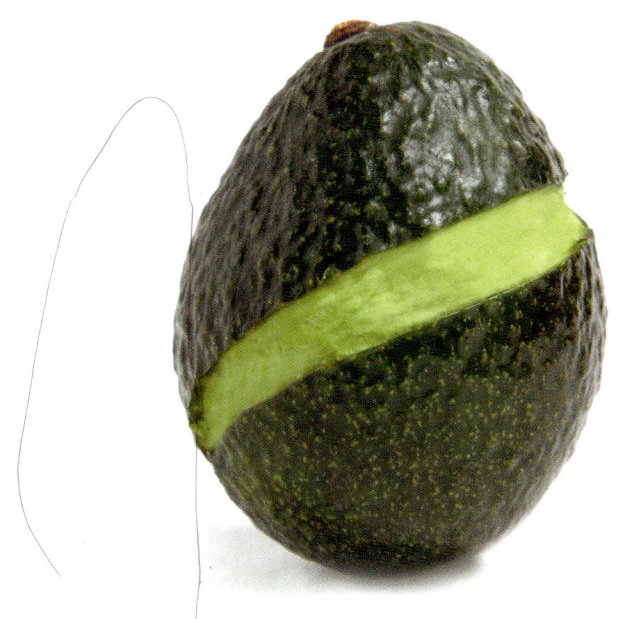

L'EAU

Jusqu'à 6 mois, le lait maternel comble la soif de votre bébé. Il contient plus d'eau en début de tétée, puis il devient plus riche en protéines et en gras à mesure qu'elle se prolonge. Ainsi, si votre bébé semble assoiffé durant des journées de grande chaleur, vous pouvez lui offrir plus souvent le sein.

La préparation pour nourrissons diluée conformément aux instructions du fabricant comble, en principe, elle aussi la soif de bébé. Si toutefois il fait très chaud, que votre bébé a de la fièvre ou qu'il est malade et que ça lui coupe l'appétit pour son lait, vous pouvez lui offrir de petites quantités d'eau à la cuillère ou au verre pour éviter la déshydratation.

Si votre bébé a moins de 4 mois, il faut faire bouillir l'eau à gros bouillons pendant au moins une minute, peu importe qu'elle provienne du robinet (aqueduc ou puits privé conforme) ou soit embouteillée, que ce soit pour lui donner à boire ou diluer sa préparation pour nourrissons. Vous pouvez la conserver au réfrigérateur dans un contenant soigneusement lavé ou stérilisé pendant trois jours au maximum, ou 24 heures à température ambiante, à l'abri du soleil.

Si votre bébé a plus de 4 mois, il n'est plus nécessaire de faire bouillir l'eau. Lorsque votre bébé commence à manger, offrez-lui régulièrement une petite quantité d'eau dans un verre.

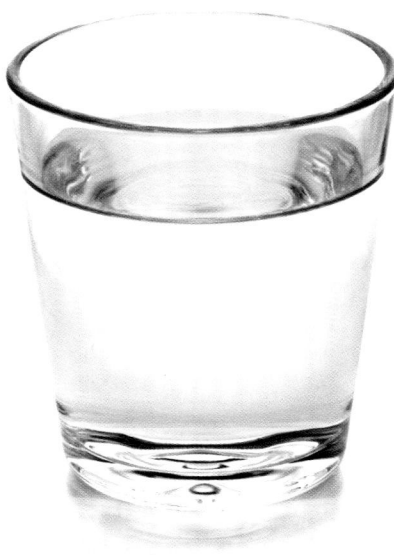

Les eaux qui conviennent (bouillies avant 4 mois; telles quelles après 4 mois) :
- eau du robinet
- eau d'un puits privé dont la qualité est confirmée par des analyses deux fois par année
- eau de source embouteillée

Les eaux qui ne conviennent pas :
- eau d'un lac ou d'une source naturelle dont la qualité n'est pas vérifiée régulièrement
- eau minérale embouteillée
- eau gazéifiée
- eau chaude du robinet (car elle peut contenir plus de plomb, de cuivre et de bactéries que l'eau froide)

ATTENTION

N'utilisez pas d'appareils domestiques pour filtrer ou traiter l'eau avant que votre bébé ait 6 mois. On ignore si les adoucisseurs d'eau posés sur le robinet, les appareils à osmose inverse et les filtres au charbon sont efficaces et surtout, sécuritaires.

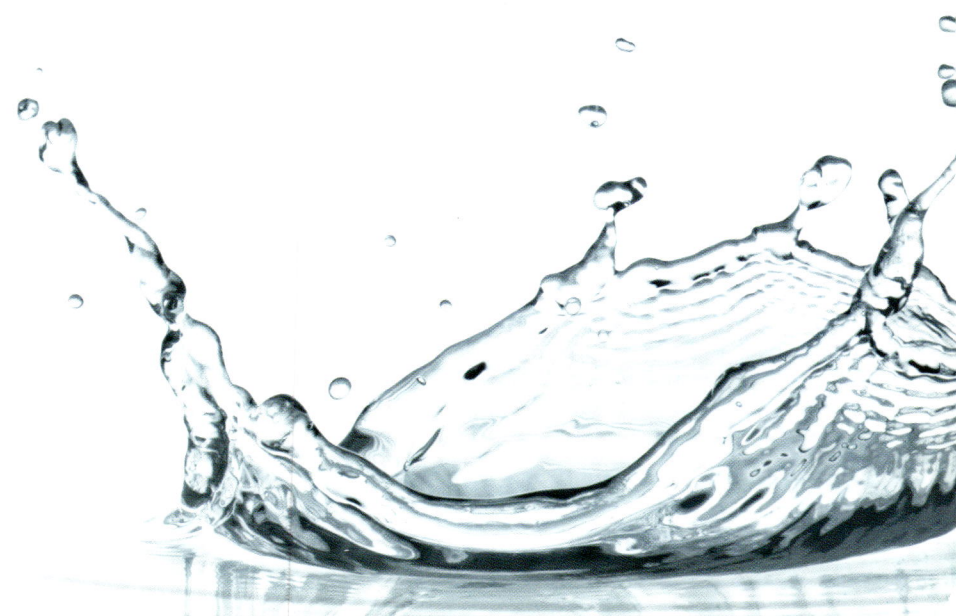

LE MIEL

Parmi les aliments que votre bébé n'est pas prêt à manger, il y a le miel. Il pourrait le rendre très malade, car il risque de contenir les spores de la bactérie *Clostridium botulinum.* Si elles sont ingérées, ces spores se développent dans les intestins du nourrisson et produisent un poison causant le botulisme. Cette maladie extrêmement grave cause une faiblesse générale, qui estompe même les pleurs et limite le réflexe de succion. Les autres symptômes de la maladie sont l'irritabilité, une perte de contrôle de la tête, la constipation et, dans certains cas, une paralysie du diaphragme qui rend la respiration difficile.

Un faible pourcentage de miels renferment des spores de *Clostridium botulinum* : environ 5 % au Canada. Mais puisque le risque est présent et que les conséquences sont dramatiques, il faut éviter de donner du miel à votre bébé avant qu'il n'ait 12 mois. Cela vaut pour tous les miels, qu'ils soient ou non pasteurisés, car la chaleur de la pasteurisation n'est pas suffisante pour détruire les spores. Pour la même raison, les pâtisseries préparées avec du miel sont aussi à éviter.

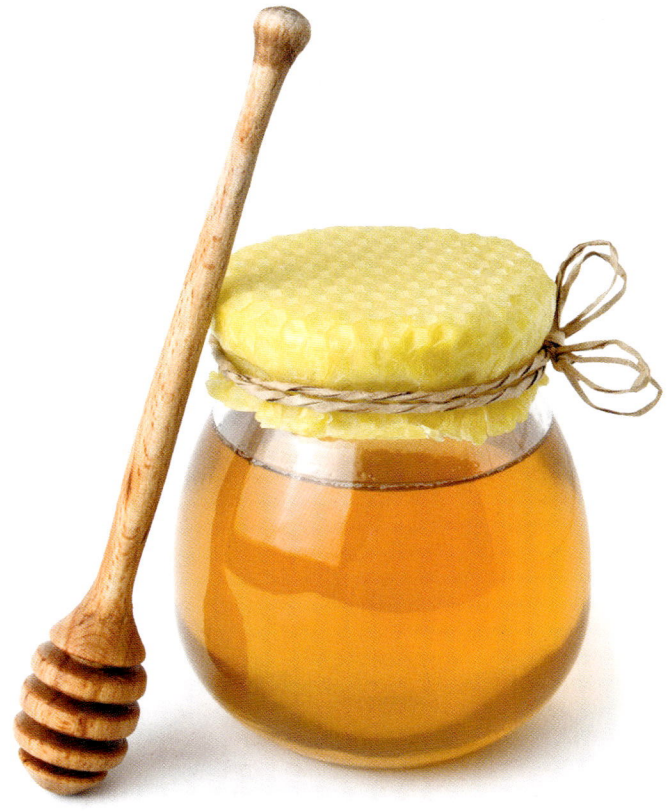

7 ÉCARTEZ LES RISQUES D'ÉTOUFFEMENT

Votre bébé améliore progressivement ses capacités à mastiquer et à avaler, mais ce ne sera pas au point avant quelques années. Il faut éviter de lui offrir des aliments petits, durs, ronds, lisses ou collants jusqu'à l'âge de 4 ans, car ils sont difficiles à mastiquer et ils obstruent facilement les voies respiratoires.

CONSEILS POUR ÉCARTER LES RISQUES D'ÉTOUFFEMENT

- Restez à côté de votre bébé en tout temps lorsqu'il mange.
- Asseyez votre bébé confortablement avant de lui donner à manger.
- Enseignez à votre bébé à prendre de petites bouchées et à bien mastiquer.
- Ne permettez pas à votre enfant de marcher, courir, sauter, danser ou se balancer avec des aliments dans sa bouche.
- Informez-vous sur les gestes pour porter secours à votre enfant en cas d'étouffement.
- Consultez le tableau, p. 60 et 61

TYPE D'ALIMENTS	DANGER	PRÉCAUTIONS
Noix, arachides, graines	Entières Beurre croquant Beurre à la cuillère (car sa texture épaisse et pâteuse peut causer la suffocation)	Étendre une couche mince sur du pain grillé
Pain	Mie de pain frais (une fois en contact avec la salive, elle devient dure et compacte)	Offrir seulement la croûte, du pain grillé, des pains plats (ex. : pita, tortilla, pain naan, chapati)
Légumes durs (ex. : carotte, céleri, navet, chou-fleur, etc.)	Crus	• Jusqu'à 1 an : cuire pour qu'ils soient mous, et ensuite les réduire en purée, les couper en lanières ou en gros morceaux • Jusqu'à 2 ans : râper • Jusqu'à 4 ans : blanchir (passer dans l'eau bouillante pendant 2 à 3 minutes) et retirer les fils du céleri et des pois mange-tout
Légumes tendres (ex. : concombre, champignon, tomate, poivron)	Entiers ou en gros morceaux	Jusqu'à 2 ans : couper en lanières ou en tranches fines
Légumes feuillus (ex. : laitue)	Feuilles entières ou en gros morceaux (car elles peuvent se coincer dans la gorge)	Jusqu'à 2 ans : couper ou hacher
Pomme	Entière	Peler et enlever le cœur • Jusqu'à 1 an : cuire pour réduire en purée ou râper crue • Jusqu'à 2 ans : couper en morceaux

TYPE D'ALIMENTS	DANGER	PRÉCAUTIONS
Pêche, poire	Entière	Retirer le noyau de la pêche Jusqu'à 2 ans : peler
Raisins frais	Entiers	• Jusqu'à 1 an : couper en quatre • Jusqu'à 4 ans : couper en deux
Bleuets, framboises, fraises, mûres	Entiers	• Jusqu'à 1 an : passer au tamis pour enlever les petits grains • Jusqu'à 2 ans : couper en petits morceaux
Fruits séchés (ex. : raisins secs, abricots séchés, canneberges séchées)	Entiers	Hacher menu ou ajouter dans des préparations (ex. : muffins) dans lesquelles ils sont réhydratés
Fromage de type bâtonnets à effilocher	Bâtonnets entiers	Effilocher sur la longueur
Poulet	Avec la peau ou des petits os	Retirer la peau et prendre bien soin de ne pas laisser de petits os
Poisson	Avec arêtes	Prendre bien soin d'enlever les arêtes ou de bien les écraser si elles sont souples (ex. : saumon en conserve)
Maïs soufflé	Tous	Aucune
Bonbons durs ou collants, gommes à mâcher, pastilles contre la toux	Tous	Aucune
Glaçons	Tous	Aucune

8 OFFREZ LES ALIMENTS NATURE

N'ajoutez pas de sel ni de sucre aux aliments que vous offrez à votre bébé, et ce, pour plusieurs raisons :

- Bébé doit découvrir et apprendre apprécier la saveur naturelle des aliments;
- Le sel et le sucre n'apportent rien de bon à bébé;
- L'ajout de sel ou de sucre contribuerait à faire aimer, voire préférer ce type d'alimentation. Il n'est pas souhaitable d'en créer une habitude.

LE SEL

Il est recommandé d'attendre que votre bébé ait 12 mois avant de lui offrir des aliments avec du sel ajouté. Limitez la quantité de sel ajoutée aux mets familiaux lorsque vous souhaitez les partager avec lui afin de réduire sa consommation au minimum. Portez une attention particulière aux aliments du commerce.

Le sel préoccupe beaucoup les professionnels de la santé, puisque la très grande majorité des gens en mange trop. À long terme, un excès de sel est associé à des problèmes rénaux, d'hypertension et d'ostéoporose. On dit aussi que les personnes qui mangent salé boivent plus de boissons sucrées, lesquelles peuvent contribuer aux problèmes de poids. Bien que cela ne concerne pas directement les bébés, il est important de parler du sel dans cet ouvrage, puisque les choix alimentaires que vous faites pour votre bébé influenceront son alimentation à long terme.

Il est très important de permettre à votre bébé d'apprendre à apprécier les aliments sans les saler. Vous pouvez éventuellement assaisonner ses plats avec des fines herbes, des épices et d'autres aromates, mais il est toujours recommandé de mettre la pédale douce sur le sel (en cuisine et à table) et de limiter les produits alimentaires transformés, qui en sont la principale source.

Il faut noter que c'est l'excès de sel qui est mauvais. Un minimum est toutefois nécessaire pour être en bonne santé. Le sodium et le chlore contenus dans le sel (scientifiquement appelé chlorure de sodium) remplissent tous les deux des rôles importants. Le sodium, par exemple, contribue à la transmission des informations (influx nerveux) entre le cerveau et le reste du corps, et permet entre autres aux muscles de se contracter. Le chlore contribue à l'équilibre des liquides à l'intérieur et à l'extérieur des cellules, ainsi qu'à l'équilibre acido-basique de l'organisme et il favorise le transport de diverses substances dans le sang.

LE SUCRE

Il est recommandé de limiter les aliments contenant du sucre ajouté. Privilégiez par exemple le yogourt nature, les céréales non sucrées, les compotes et les purées de fruits sans sucre. Cela dit, certaines de vos recettes de muffins ou de biscuits maison en renfermeront peut-être un peu. Réduisez les quantités des recettes originales et essayez des recettes sucrées naturellement (totalement ou en partie) avec de la purée de dattes, de la compote de pommes ou une purée de bananes, par exemple.

LES FINES HERBES ET LES ÉPICES

Pour que votre bébé soit en mesure de découvrir les aliments nature, évitez d'ajouter des épices ou des fines herbes lorsque vous introduisez des nouveautés. Une fois qu'il a goûté aux aliments nature, vous pouvez ajouter quelques fines herbes et un peu d'épices pour lui faire découvrir les mets autrement et le rapprocher graduellement de votre menu familial. Allez-y doucement avec les mets épicés.

LE FROMAGE

Lorsque votre bébé commence à manger du fromage, vous pouvez à l'occasion en ajouter à ses purées de légumes ou de viande.

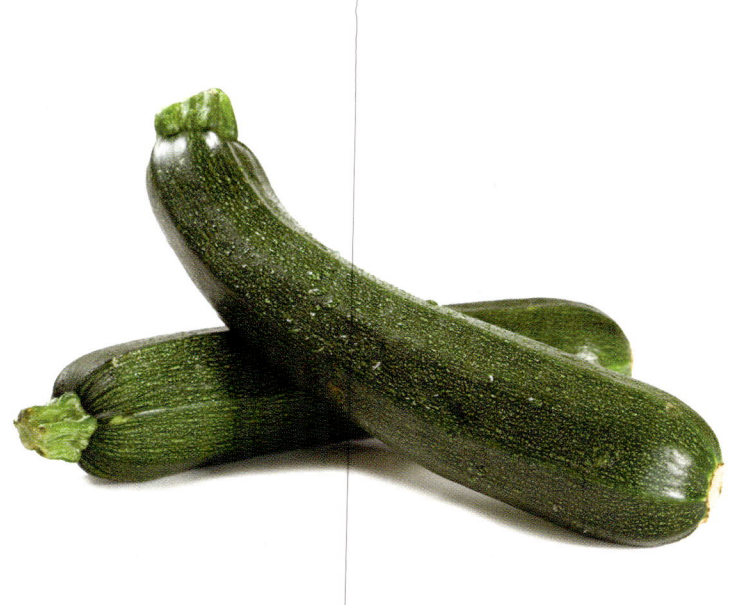

9 PRÉVENEZ LES TOXI-INFECTIONS ALIMENTAIRES

Votre bébé est vulnérable aux infections d'origine alimentaire, car il n'est pas encore en mesure de bien se défendre contre les bactéries. Son système immunitaire est immature, et son estomac produit peu d'acide gastrique, deux moyens de défense qu'il perfectionnera au fil du temps.

Les symptômes d'une infection d'origine alimentaire peuvent être : des haut-le-cœur, des vomissements, des crampes abdominales (maux de ventre), des diarrhées ou de la fièvre.

CONSEILS POUR PRÉVENIR LES TOXI-INFECTIONS ALIMENTAIRES

- N'offrez pas à votre enfant l'un des aliments à éviter jusqu'à 5 ans (voir p.65).

- Lavez-vous soigneusement les mains avant de cuisiner et de faire manger votre bébé, mais aussi après un changement de couche, après avoir touché un animal, après avoir mouché un petit nez, après avoir pris le transport en commun, etc.

- Nettoyez méticuleusement le plan et les instruments de travail avant de cuisiner.

- Utilisez des planches, des assiettes et des ustensiles différents (ou très bien lavés à l'eau chaude savonneuse) pour les aliments crus (viande, volaille et poissons) et ceux qui sont cuits. Ce qui a touché ces aliments crus ne doit pas entrer en contact avec des aliments cuits.

- Faites bien cuire les viandes, la volaille, les poissons et les œufs.

- Évitez de laisser des aliments périssables (ex : purées, produits laitiers) à température ambiante. Réfrigérez ou congelez rapidement les aliments après l'achat ou la préparation (si vous préparez des purées ou des mets d'avance, par exemple).

- Changez les linges de cuisine tous les jours, car ils transportent beaucoup de bactéries.

- Rincez les fruits et les légumes à l'eau froide avant de les offrir ou de les cuisiner pour votre bébé. Plusieurs mains (pas toujours propres) les ont manipulés avant vous !

ALIMENTS À ÉVITER JUSQU'À 5 ANS

- le lait et les fromages non pasteurisés

- les œufs crus et les produits qui en contiennent (ex. : mayonnaise, lait de poule maison, pâte à biscuits ou préparation pour gâteau non cuite)

- les viandes, la volaille, les poissons et les fruits de mer crus ou insuffisamment cuits (ex. : tartares, sushis)

- les germes (ou pousses) crus (ex. : luzerne)

- les jus de fruits non pasteurisés

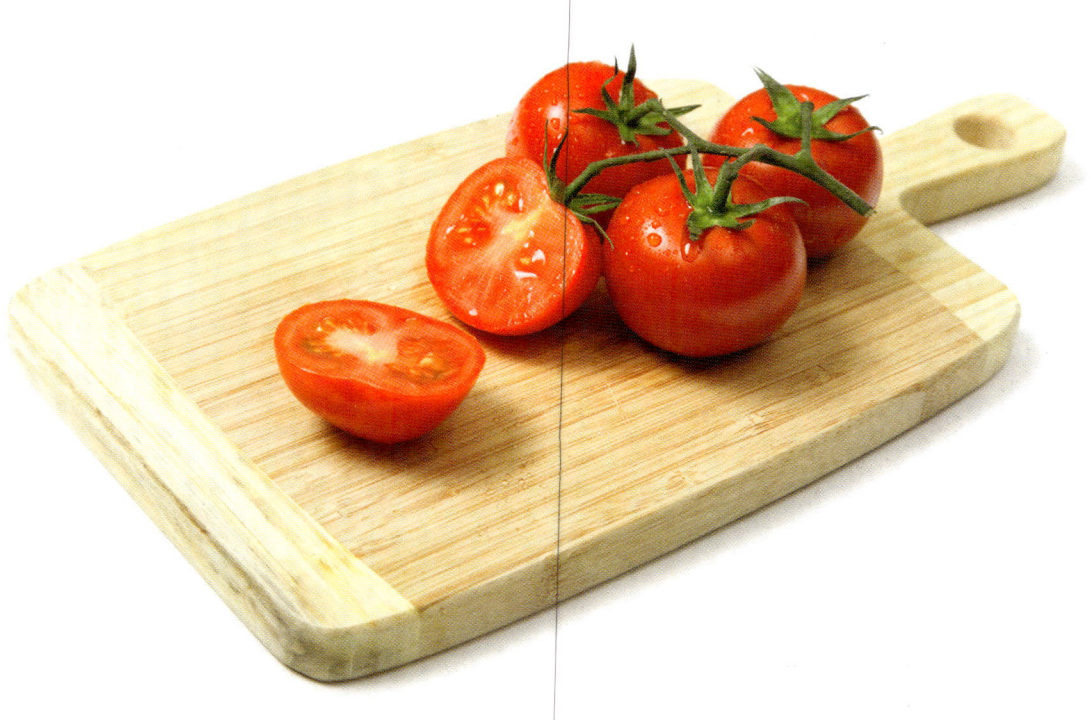

10 LAISSEZ VOTRE BÉBÉ MANGER SEUL (UN PEU !)

Dès l'âge de 6 mois, offrez à votre bébé des aliments qu'il peut prendre avec ses doigts et porter lui-même à sa bouche (ex. : croûtes de pain, morceaux de pain grillé, légumes mous, fruits mûrs et tendres, fromage râpé, céréales sèches). Cela l'encourage à manger seul dès les premiers mois et favorise à terme son autonomie, ainsi que son développement oral et moteur. Il peut manger ainsi seulement de petites quantités d'aliments, mais elles sont complétées par une alimentation comprenant des textures variées, dont des purées.

Vous pouvez lui proposer une cuillère avant un an, mais ne vous attendez pas à ce qu'il en maîtrise l'art avant plusieurs mois. Les enfants acquièrent cette habileté motrice vers deux ans environ. Pour la fourchette, c'est aux alentours de trois ans.

Laisser votre enfant manger (en partie) seul comporte quelques défis.

Le temps. C'est plus long que de nourrir votre bébé à la cuillère, mais c'est un processus très important pour son développement. Prenez le temps de le laisser expérimenter.

Les dégâts. Ils font partie de l'expérimentation et du processus d'apprentissage ! Votre bébé a besoin d'entraînement pour coordonner ses mouvements, surtout lorsqu'ils impliquent des ustensiles. Faites preuve de patience et de compréhension.

Le gaspillage. Pour réduire le gaspillage, commencez par offrir de petites quantités à votre bébé. Donnez-lui-en de nouveau s'il a encore faim.

Certains bébés refusent le moindre aliment qu'on tente de leur donner à la cuillère. Ils veulent tout faire eux-mêmes ! Si c'est le cas de votre enfant, ne vous en faites pas. Il peut se nourrir de morceaux d'aliments mous qu'il prend avec ses petits doigts (voir *L'alimentation autonome du nourrisson,* p. 32).

BOIRE AU VERRE

Offrez à boire à votre bébé dans un verre ou dans une tasse ouverte lorsqu'il ne boit pas au sein (ou au biberon). Notez que les verres munis de bec (ou système anti-déversement) ne permettent pas à votre bébé de développer correctement ses compétences à boire, car il doit sucer.

Au début, vous devez tenir le verre ou la tasse contre sa bouche. Il tentera d'abord de téter le liquide, puis il développera une action de succion en maintenant sa mâchoire en position ouverte stable. Au fil du temps, il réussira à contrôler sa respiration et à avaler à son rythme, et bien sûr à tenir seul son verre ou sa tasse.

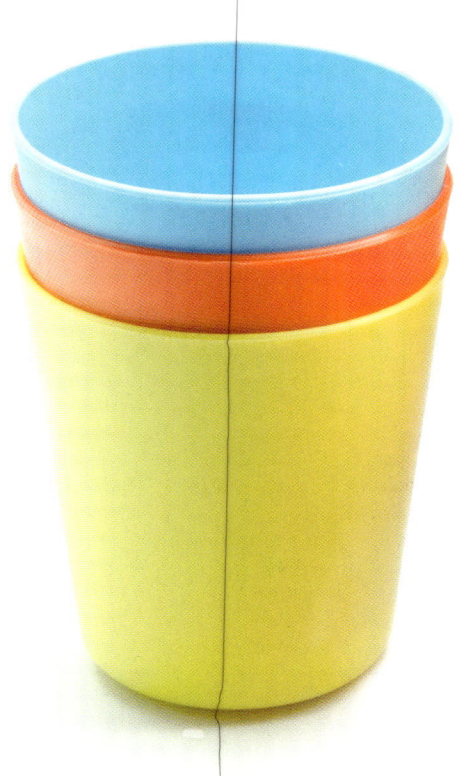

11 NE FAITES PAS DE CAMOUFLAGE ALIMENTAIRE

Lorsque votre bébé n'aime pas un aliment après quelques essais, vous êtes peut-être tenté de lui jouer un tour en cachant l'aliment en question dans une purée ou un plat qu'il apprécie. C'est tentant, mais ce n'est pas la solution. Votre bébé mangera sans le savoir l'aliment qu'il refuse habituellement. Il ne pourra donc pas apprendre à le connaître et à l'apprécier. C'est donc une pratique contre-productive pour le développement du goût.

Vous ne voulez pas devoir préparer le repas en cachette pour les prochaines années, n'est-ce pas ? Et vous souhaitez que votre enfant mange des aliments variés lorsqu'il décidera pour lui-même, vrai ? Alors, ne faites pas de camouflage alimentaire ! Soyez patient et mettez en pratiques les conseils donnés dans la recommandation *Favorisez le développement du goût de votre enfant,* p. 41.

Évitez également de camoufler le goût de certains aliments en les couvrant de ketchup. Premièrement, ce n'est pas comme ça que votre enfant apprendra à les aimer. Deuxièmement, il n'a pas besoin de condiments ni de sauces aussi sucrées et salées.

Cela étant dit, incorporer des purées de fruits, de légumes ou de légumineuses ici et là dans les recettes n'est pas toujours du camouflage ! Vous pouvez avoir simplement pour but d'améliorer la valeur nutritive de certains mets, et c'est absolument parfait. Ces purées ajoutent des vitamines, des minéraux et des fibres alimentaires autant aux boulettes de viande qu'au macaroni au fromage, aux muffins ou aux biscuits maison. Dans ces derniers, ils permettent en plus de diminuer la quantité de gras et de sucre nécessaire pour les préparer.

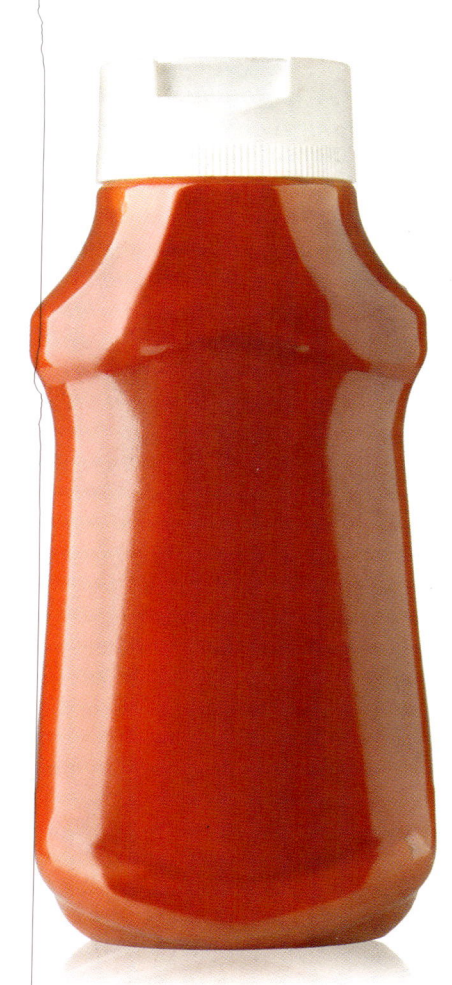

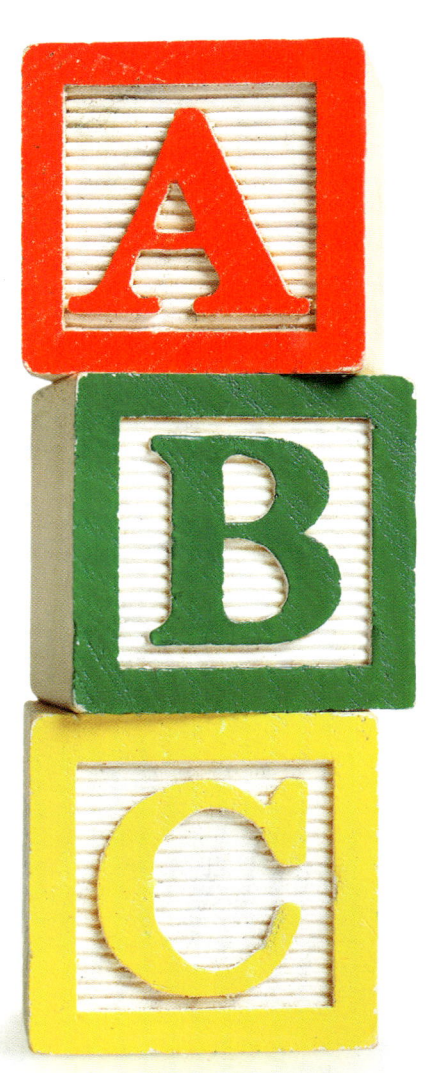

L'ABC DES PURÉES

Les purées maison préparées avec amour à partir d'aliments frais sont imbattables.

Elles sont nutritives. Fraîchement préparées, vos purées maison sont les plus nutritives qui soient. De plus, elles ne subissent pas de traitement à la chaleur intense comme celles du commerce. Sans oublier que vous avez le contrôle sur les ingrédients qui les composent, notamment en ce qui concerne leur qualité.

Elles sont rapides et faciles à préparer. Ce sont les recettes avec le moins d'ingrédients et le moins d'étapes de préparation que vous puissiez imaginer.

Elles sont économiques. Vous pouvez les préparer à partir de fruits et de légumes de saison vendus à prix réduit, de coupes de viande économiques, de légumineuses ou de tofu, qui sont généralement bon marché. Comme vous pouvez utiliser des aliments que vous cuisinez déjà pour vous, vous n'avez pas besoin de faire des achats supplémentaires.

Elles sont écologiques. Vous utilisez uniquement la partie et la quantité nécessaires, donc il y a très peu de gaspillage. Vous n'achetez pas de petits pots jetables.

Elles sont savoureuses. Les purées maison ressemblent aux aliments avec lesquels ils sont faits, tant en ce qui concerne la couleur que la saveur.

Elles sont versatiles. Il y a autant de possibilités de purées que de sortes de légumes ou de fruits sur le marché (ou dans votre jardin), sans compter toutes les associations que vous pouvez faire.

Elles permettent de varier les textures. Vous pouvez modifier la texture progressivement pour vous adapter aux capacités de mastication de votre bébé.

Vous pouvez préparer les purées de votre bébé au fur et à mesure des repas, mais le plus pratique est d'en faire des réserves et de les congeler. Cette option vous permet de préparer un repas à votre bébé en un rien de temps ou d'en apporter facilement lors de vos déplacements. Elles vous permettent également de profiter de prix réduits et de la fraîcheur optimale de certains fruits et légumes, puisque vous pouvez en préparer lorsqu'ils sont de saison (même si votre bébé est trop petit pour en manger), les congeler et les ressortir quelques semaines ou mois plus tard.

CHOIX DES ALIMENTS

Frais ou surgelés. Choisissez de préférence des produits frais (fruits, légumes, viandes, volaille, poissons ou œufs). Privilégiez les fruits et les légumes de saison. Cuisez les viandes, la volaille et les poissons le jour de leur achat ou le lendemain, sinon congelez-les. Vous pouvez également utiliser des aliments surgelés et les cuire sans même les dégeler préalablement.

Le moins de conserve et d'aliments transformés possible. Les légumes et les fruits en conserve sont surcuits. La plupart des légumes en conserve contiennent du sel, et les fruits du sucre. La plupart des poissons en conserve sont également salés. Choisissez ceux qui ne le sont pas. Les légumineuses en conserve sont peu salées, mais elles doivent être rincées. Aucune viande transformée (ex. : charcuterie) ne convient à votre bébé.

De culture biologique ou non. Les fruits et les légumes de culture biologique contiennent moins de résidus de pesticides que les produits conventionnels. Ces derniers présentent tout de même plus de bénéfices que de risques, et il est important que votre bébé en mange à tous les repas. Lavez soigneusement les fruits et les légumes frais, et pelez-les au besoin avant la cuisson.

Poissons peu contaminés. Évitez les poissons pêchés dans des lacs pollués ou issus de la pêche sportive, et les gros prédateurs. (Voir *Les poissons,* p. 49.)

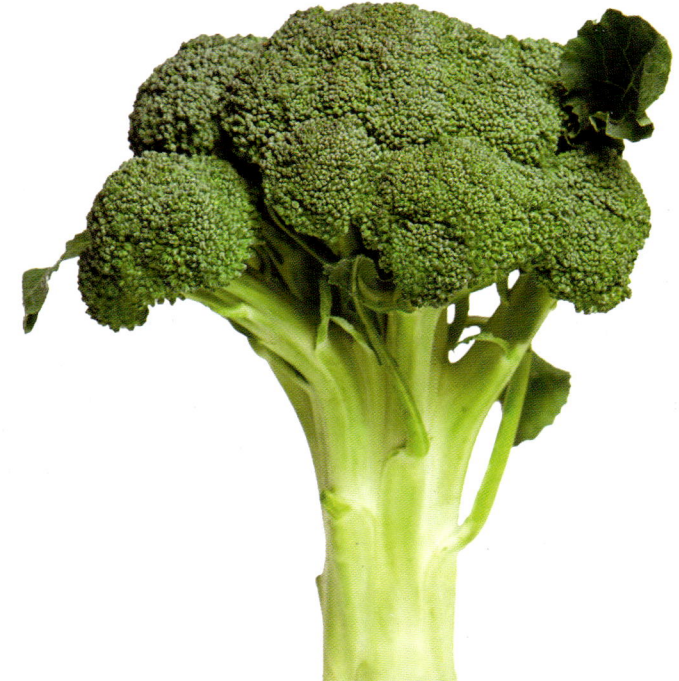

MODES DE CUISSON

L'idéal est de cuire rapidement les aliments après leur achat pour maximiser leur valeur nutritive. Il faut éviter de trop cuire les fruits et les légumes, et s'assurer de cuire suffisamment les viandes, volaille, poissons et œufs pour éviter les toxi-infections alimentaires. Prenez bien soin de respecter toutes les règles d'hygiène lors de la préparation des repas pour votre bébé (voir *Prévenez les toxi-infections alimentaires,* p. 64).

À la vapeur. Cuisson dans une marguerite ou dans une casserole adaptée à la cuisson à la vapeur. Ce mode de cuisson nécessite très peu d'eau, et les aliments n'y baignent pas. Il est rapide et préserve bien la valeur nutritive.

Au four à micro-ondes. Cuisson rapide avec très peu, voire pas de liquide. Elle préserve bien la valeur nutritive des aliments. Les ondes ne présentent aucun danger pour la santé des bébés puisqu'elles ne restent pas dans les aliments.

À l'autocuiseur. Au Québec, on l'appelle communément presto, et en France cocotte-minute. Cet appareil permet de cuire les aliments environ trois fois plus rapidement que dans une casserole ordinaire. Les aliments y cuisent dans peu de liquide. Leur valeur nutritive demeure très bonne.

Dans un liquide. Cuisson dans une casserole, dans un liquide frémissant (eau, bouillon ou lait). Le liquide de cuisson et les aromates qu'il contient transmettent une saveur aux aliments qui y cuisent. Cependant, les aliments perdent des vitamines et des minéraux qui passent dans le liquide. Mettez-en seulement une petite quantité et utilisez ce liquide pour préparer les purées de légumes, fruits, viande, volaille et poisson.

Au four. Dans un plat couvert ou à découvert, en papillote ou rôti. C'est un mode de cuisson idéal pour cuire les légumes comme la betterave et les courges avant de les peler, et pour préparer des mijotés de viande très tendre.

Mijoteuse. Cuisson longue à basse température. Ce mode de cuisson permet de préparer une multitude de plats qui cuisent pendant que vous faites autre chose; c'est appréciable ! Elle rend la viande, la volaille et le poisson très tendres. À cause de la cuisson prolongée, elle entraîne une perte de vitamines et de minéraux substantielle dans les légumes. Ce n'est donc pas le mode de cuisson idéal pour ces aliments. Ajoutez-les seulement vers la fin de la cuisson pour éviter qu'ils soient trop cuits.

La friture n'est pas recommandée à votre bébé.

PRÉPARATION DES PURÉES

Pour écraser l'aliment ou le réduire en purée, utilisez l'instrument de votre choix (ex. : mélangeur, robot culinaire, presse-purée, fourchette). Ces différents équipements vous permettent d'obtenir des textures variées. Pour obtenir la texture désirée plus facilement, réduisez une petite quantité à la fois : de 125 à 250 ml (½ à 1 tasse).

Limitez la quantité de purées que vous cuisinez à l'avance, car votre bébé ne demeurera pas longtemps au même stade de texture : environ 250 ml (1 tasse) de viande ou de volaille et 500 ml (2 tasses) de fruits ou légumes.

Pour certains aliments très riches en eau (ex. : courgette, chou-fleur, ananas, melon d'eau), vous n'avez même pas besoin d'ajouter du liquide pour faire la purée. Pour les autres, ajoutez un peu de liquide afin de donner la consistance désirée à la purée. Utilisez le liquide de cuisson de préférence ou ajoutez de l'eau fraîche (nul besoin de la faire bouillir – voir *L'eau,* p. 56), du lait maternel, une préparation pour nourrissons ou du bouillon non salé. Pour les purées que vous cuisinez à l'avance, faites-les toujours plus épaisses que celles que votre bébé mange en ce moment : premièrement, il mangera déjà des purées plus épaisses d'ici une à deux semaines, et deuxièmement, la décongélation rend certaines purées moins consistantes. Il est plus facile d'ajouter du liquide que d'en enlever !

Lorsque la purée n'est pas servie immédiatement, il faut la refroidir le plus rapidement possible au réfrigérateur. Réfrigérez la purée que vous planifiez utiliser rapidement dans un contenant bien fermé. Congelez celle qui sera consommée ultérieurement. La durée de conservation peut varier en fonction de la qualité de l'entreposage : emballage, température et fréquence d'ouverture du réfrigérateur ou du congélateur. La partie congélateur du réfrigérateur est moins froide que le congélateur-coffre et elle est ouverte plus souvent, ce qui réduit la durée de conservation des denrées. (Voir *Durée de conservation des purées,* p. 76.)

MÉTHODE DE CONGÉLATION

1. Verser la purée dans un bac à glaçons ou des moules à muffins en silicone (mini ou ordinaires). En remplir quelques-uns seulement à moitié. (Répartir la purée en petites portions permet de dégeler uniquement ce qui est nécessaire lorsque désiré et réduit le gaspillage. Pour commencer l'introduction, utilisez les demi-portions.)

2. Couvrir et faire refroidir la purée au réfrigérateur.

3. Mettre la purée au congélateur pendant 8 à 12 heures, jusqu'à ce qu'elle soit entièrement congelée.

4. Ranger les cubes ou les disques de purée gelés dans un sac de congélation. Retirer l'air et fermer hermétiquement. Inscrire le nom de l'aliment et la date de cuisson sur le sac. Remettre immédiatement au congélateur.

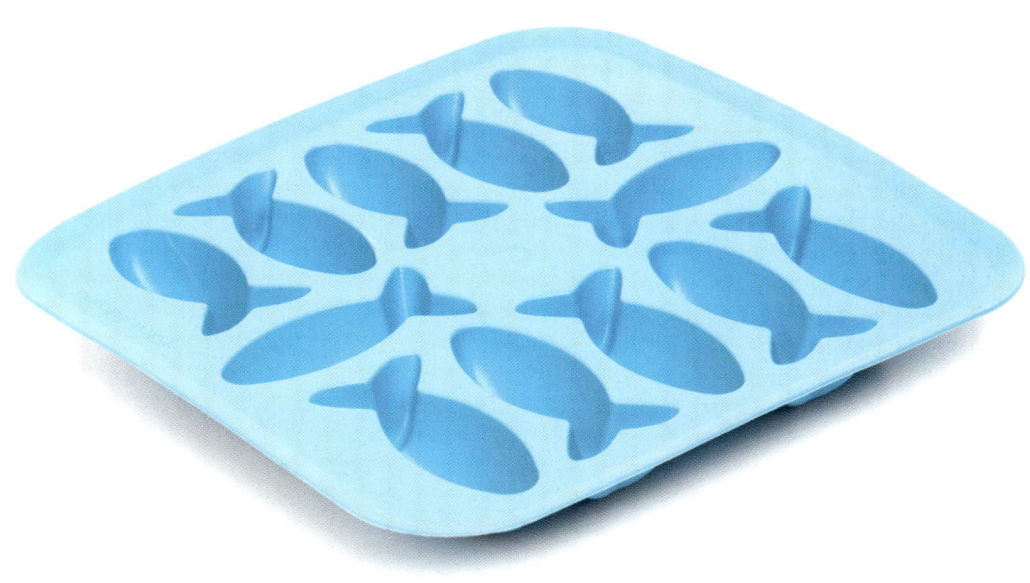

DURÉE DE CONSERVATION DES PURÉES		
	Au réfrigérateur (4 °C)	Au congélateur (-18 °C)
Légumes	de 2 à 3 jours	de 6 à 8 mois
Fruits	de 2 à 3 jours	de 6 à 8 mois
Viandes, volaille, poissons	de 1 à 2 jours	de 1 à 2 mois
Viandes, volaille ou poissons mélangés à des légumes	de 1 à 2 jours	de 1 à 2 mois
Légumineuses, tofu	de 2 à 3 jours	de 2 à 3 mois
Pâtes, riz, orge, quinoa et autres produits céréaliers	de 2 à 3 jours	de 2 à 3 mois

CONSEILS POUR RÉCHAUFFER LES PURÉES

- Si la purée a été congelée, faites-la dégeler au réfrigérateur de 2 à 4 heures à l'avance et réchauffez-la juste au moment de l'offrir à votre bébé. Les purées de fruits, légumes, légumineuses, tofu et pâtes doivent être consommées dans les deux jours après la décongélation, et celles de viande, de volaille et de poisson, dans les 24 heures.

- Réchauffez, ou plutôt faites tiédir, la purée de l'une des façons suivantes :
  - dans une petite casserole ou au bain-marie, sur la cuisinière;
  - dans un bol en verre déposé dans un plus grand bol d'eau chaude;
  - au four à micro-ondes.

- Prenez bien soin de remuer la purée afin de distribuer la chaleur uniformément, surtout si vous utilisez le four à micro-ondes, puisqu'il réchauffe inégalement les aliments.

- Vérifiez toujours la température avant de nourrir votre bébé.

- Après le repas, jetez les restes de purée déjà réchauffée. **Ne remettez pas au congélateur une purée qui a été décongelée.**

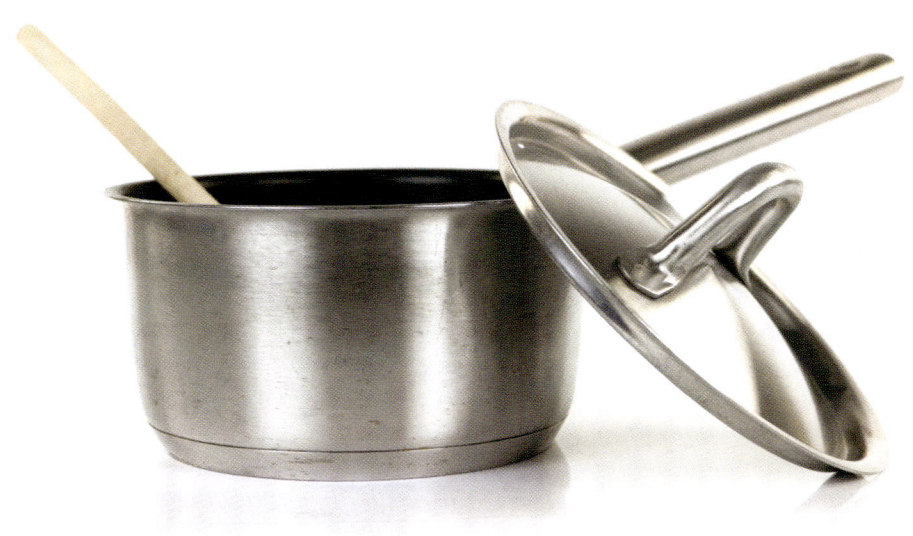

LES MENUS
21 JOURS

Les menus de cet ouvrage ont été rédigés pour satisfaire les besoins en nutriments et en énergie de votre bébé, et pour qu'il apprenne à se familiariser avec une grande variété d'aliments dans le but qu'il développe ses goûts.

Vous trouverez trois semaines de menus convenant à différents âges de votre bébé : de 7 à 8 mois, de 9 à 11 mois et de 12 à 18 mois. Il n'y a pas de menu avant 7 mois, puisque durant les premières semaines de la diversification alimentaire, les habitudes et les horaires ne sont pas assez établis. Et même par la suite, l'horaire et les menus ne changent pas du jour au lendemain entre le 8e et le 9e mois, par exemple. Ils doivent être flexibles et s'adapter à votre bébé.

Des moments pour offrir des collations sont suggérés dans le menu. Incluez-les progressivement et offrez-les seulement si votre bébé a faim. Il n'y a pas de collation prévue systématiquement en soirée, mais si votre enfant en a besoin, ajoutez-en une. Des suggestions de collations vous sont proposées au début de chaque section de menus.

Allaitez votre bébé à la demande. Les périodes d'allaitement dans les menus sont simplement à titre indicatif. Notez que « Lait maternel » est utilisé pour simplifier les menus. Si votre bébé n'est pas allaité, proposez-lui une préparation pour nourrissons (ou du lait de vache à partir de 9 mois, si et seulement si votre bébé mange avec appétit une grande variété d'aliments). Une illustration de biberon est utilisée pour indiquer les boires (lait maternel ou préparation pour nourrissons).

Il n'y a pas de portions ni de quantités suggérées, puisque votre bébé décidera. Ses besoins sont uniques. Laissez-le manger à sa faim. Cela dit, vous pouvez utiliser comme portions de départ les quantités suggérées dans la section *Variez son alimentation : les aliments à offrir et à éviter*, p. 46, puis les ajuster.

DE 7 À 8 MOIS 80

DE 9 À 11 MOIS 88

DE 12 À 18 MOIS 96

DE 7 À 8 MOIS

De 7 à 8 mois, votre bébé mange de plus en plus souvent et aussi de plus en plus. Un mois après l'introduction des premiers aliments complémentaires, il mange environ trois repas et une collation par jour. Il est possible qu'il ait faim pour une collation dans la matinée ou l'après-midi, mais il se peut également que son lait lui suffise. Soyez attentif, c'est lui qui vous le dira. Nous suggérons seulement une collation dans l'après-midi dans le menu. Ajoutez-en une dans la matinée au besoin.

À inclure au menu :
- un boire au lever, et au moins trois autres durant la journée pour un minimum de 750 ml (3 tasses) au total;
- le boire avant ou après les aliments solides selon la faim de votre bébé. Les aliments ne doivent pas couper son appétit pour le lait, car il est prioritaire à son âge. Jusqu'à 7 mois environ, offrez le lait maternel avant les aliments solides aux repas. À partir de 7 mois ou lorsque sa faim lui permet de manger davantage, donnez-lui le lait maternel après les aliments solides.
- deux ou trois repas comprenant des aliments riches en fer;
- un fruit ou un légume à chaque repas, ou un fruit et un légume si votre bébé a assez faim;
- des aliments de différentes couleurs pour varier les éléments nutritifs;
- à chaque repas, au moins un aliment qu'il connaît et apprécie;
- régulièrement, de nouveaux aliments ou des aliments que votre bébé n'a pas aimés du premier coup;
- des quantités qui s'adaptent à la faim et à l'appétit de votre bébé.

Vous pouvez choisir les fruits et les légumes en fonction de ce que vous avez vous-même décidé de manger. Apprêtez une portion de légumes de votre menu de manière à ce qu'elle soit adaptée à votre bébé (en purée ou en morceaux mous). Plusieurs recettes de purées dans la troisième section proposent certains ajouts d'ingrédients ou des façons de les apprêter pour le reste de la famille.

À cet âge, vous pouvez lui proposer en collation :
- une purée de fruit ou un fruit mou;
- des céréales à l'avoine non sucrées en forme d'anneaux;
- de la croûte de pain;
- un morceau de pain grillé ou de pain pita;
- du yogourt nature de 4 à 10 % M.G.

DE 7 À 8 MOIS
Jour 1

> **Au réveil**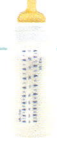
> Lait maternel

MATIN

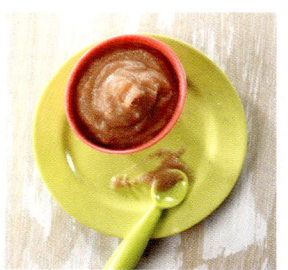

Céréales enrichies pour bébés
Pomme (Purée de pommes, p. 130)
Lait maternel

MIDI

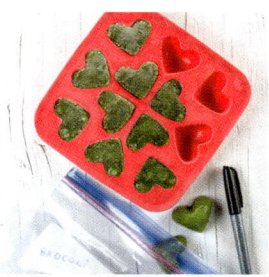

Tofu (Purée de tofu, p. 138)
Brocoli (Purée de brocoli, p. 110)
Lait maternel

> **Collation**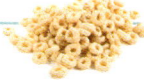
> Céréales d'avoine non sucrées en forme d'anneaux

SOIR

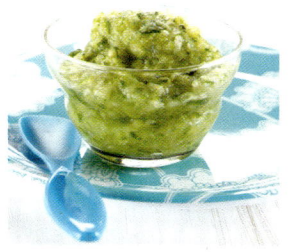

Céréales enrichies pour bébés
Courgette (Purée de courgettes, p. 115)
Melon cantaloup
Lait maternel

> **Collation**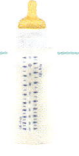
> Lait maternel

DE 7 À 8 MOIS
Jour 2

Au réveil
Lait maternel

MATIN

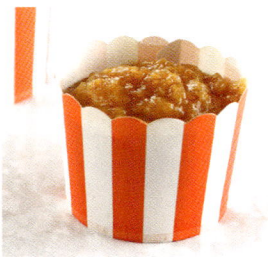

Céréales enrichies pour bébés
Pêche (Purée de pêches, p. 124)
Lait maternel

MIDI

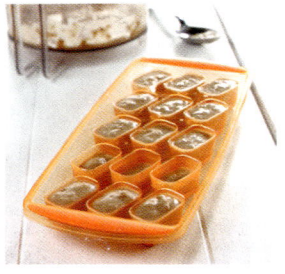

Haricots romains (Purée de haricots romains, p. 118)
Patate douce (Purée de patates douces, p. 123)
Lait maternel

Collation
Ananas (Purée d'ananas, p. 106)
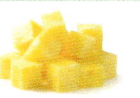

SOIR

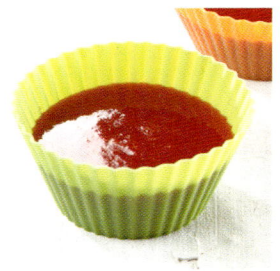

Œuf
Asperges (Purée d'asperges, p. 107)
Fraises (Purée de fraises, p. 116)
Lait maternel

Collation
Lait maternel
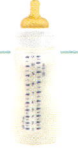

DE 7 À 8 MOIS
Jour 3

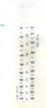

Au réveil
Lait maternel

MATIN

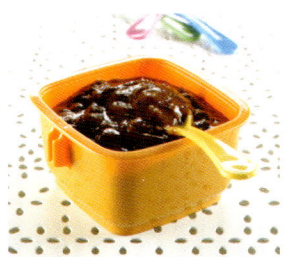

Céréales enrichies pour bébés
Pruneaux (Purée de pruneaux, p. 136)
Lait maternel

MIDI

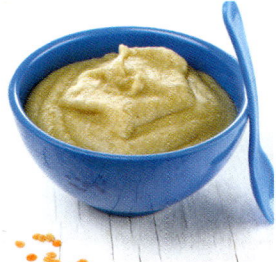

Lentilles (Purée de lentilles, p. 120)
Poivron rouge (Purée de poivrons rouges, p. 128)
Lait maternel

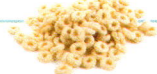

Collation
Céréales d'avoine non sucrées en forme d'anneaux

SOIR

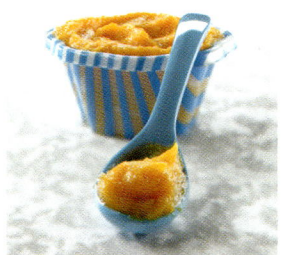

Céréales enrichies pour bébés
Courge Butternut (Purée de courge Butternut, p. 112)
Ananas (Purée d'ananas, p. 106)
Lait maternel

Collation
Lait maternel

DE 7 À 8 MOIS
Jour 4

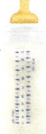

Au réveil
Lait maternel

MATIN

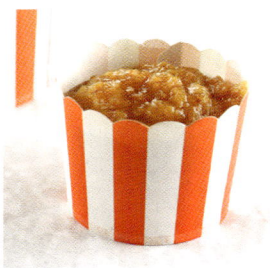

Céréales enrichies pour bébés
Pêche (Purée de pêches, p. 124)
Lait maternel

MIDI

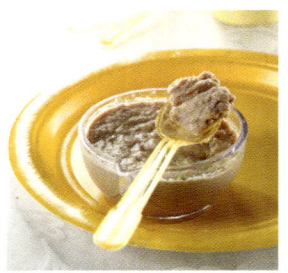

Veau (Purée de veau, p. 140)
Panais (Purée de panais, p. 122)
Lait maternel

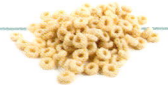

Collation
Céréales d'avoine non sucrées en forme d'anneaux

SOIR

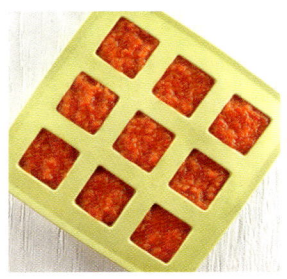

Lentilles (Purée de lentilles, p. 120)
Poivron rouge (Purée de poivrons rouges, p. 128)
Banane
Lait maternel

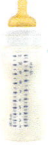

Collation
Lait maternel

DE 7 À 8 MOIS
Jour 5

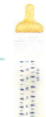

Au réveil
Lait maternel

MATIN

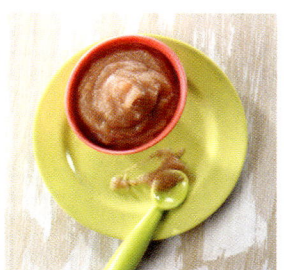

Céréales enrichies pour bébés
Pomme (Purée de pommes, p. 130)
Lait maternel

MIDI

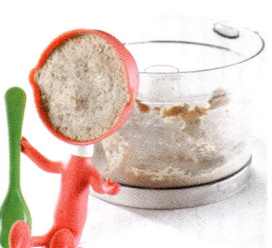

Poulet (Purée de poulet, p. 135)
Asperges (Purée d'asperges, p. 107)
Lait maternel

Collation
Pêche (Purée de pêches, p. 124)

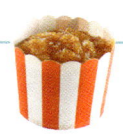

SOIR

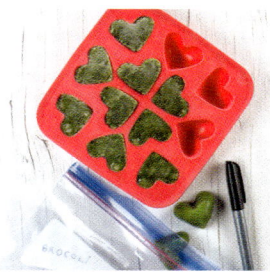

Tofu (Purée de tofu, p. 138)
Brocoli (Purée de brocoli, p. 110)
Melon cantaloup
Lait maternel

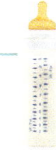

Collation
Lait maternel

DE 7 À 8 MOIS
Jour 6

Au réveil
Lait maternel
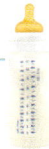

MATIN

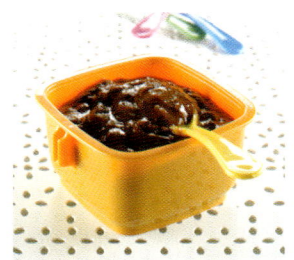

Céréales enrichies pour bébés
Pruneaux (Purée de pruneaux, p. 136)
Lait maternel

MIDI

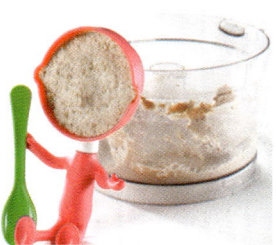

Poulet (Purée de poulet, p. 135)
Betterave (Purée de betteraves, p. 108)
Lait maternel

Collation
Fraises (Purée de fraises, p. 116)
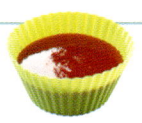

SOIR

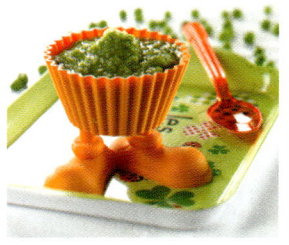

Truite (Purée de truite, p. 139)
Petits pois (Purée de petits pois, p. 126)
Pomme et poire (Purée de pommes et de poires, p. 132)
Lait maternel

Collation
Lait maternel

DE 7 À 8 MOIS
Jour 7

Au réveil
Lait maternel

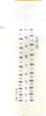

MATIN

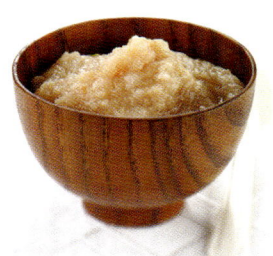

Céréales enrichies pour bébés
Pomme et poire (Purée de pommes et de poires, p. 132)
Lait maternel

MIDI

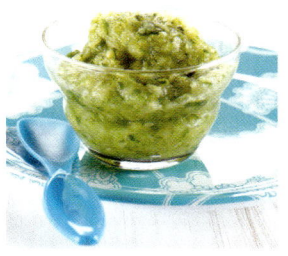

Truite (Purée de truite, p. 139)
Courgette (Purée de courgettes, p. 115)
Lait maternel

Collation
Banane

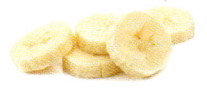

SOIR

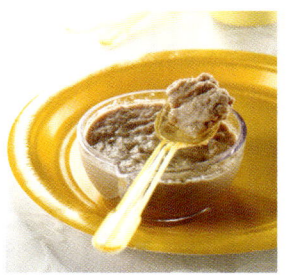

Veau (Purée de veau, p. 140)
Chou-fleur (Variante à la purée de brocoli, p. 110)
Pomme et prune (Variante à la purée de pommes et de poires, p. 132)
Lait maternel

Collation
Lait maternel

DE 9 À 11 MOIS

De 9 à 11 mois, votre bébé mange trois repas et deux ou trois collations par jour selon sa faim. Les repas se rapprochent de plus en plus de votre alimentation, tout en étant composés d'aliments peu transformés. Les recettes proposées dans cet ouvrage peuvent d'ailleurs convenir à toute la famille. Le dessert est optionnel. Si vous l'incluez à un ou deux repas, choisissez des aliments nourrissants, comme les collations proposées ci-après. Par ailleurs, si le dessert est prévu, offrez-en une portion à votre bébé, peu importe la quantité d'aliments qu'il a mangés du plat principal. Ne le forcez pas à manger, pas plus ses légumes que sa viande ou son dessert.

À inclure au menu :

- entre 600 et 750 ml (environ 2 ½ à 3 tasses) de lait par jour, répartis en autant d'occasions que cela convient à votre bébé. Selon l'étape où il est rendu, il peut s'agir de lait maternel, d'une préparation pour nourrissons, d'un lait de transition ou de lait de vache;
- trois repas comprenant un aliment riche en fer;
- au moins un fruit ou un légume à chaque repas. Vos choix peuvent différer des fruits et des légumes proposés dans les menus. L'important est qu'il y ait de la variété au cours de la journée et de la semaine. Offrez-les sous forme de purée grumeleuse ou de morceaux mous;
- une collation dans la matinée et une l'après-midi, légère ou rassasiante, en fonction de la faim de votre bébé et du délai avant le prochain repas. Dans les exemples de menu qui suivent, les collations du matin sont légères (ex. : un fruit), et celles de l'après-midi, plus rassasiantes. Si votre bébé a faim en soirée avant d'aller au lit, vous pouvez ajouter une collation.

À cet âge, vous pouvez lui proposer en collation :

- des fruits;
- du yogourt nature, de 4 à 10 % M.G.
- des céréales à l'avoine non sucrées en forme d'anneaux;
- un morceau de pain grillé;
- un muffin ou un biscuit maison;
- un pouding maison à base de lait, de boisson de soya ou de tofu soyeux.

DE 9 À 11 MOIS
Jour 1

MATIN

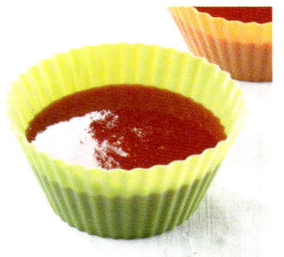

Céréales enrichies pour bébés
Fraises (Purée de fraises, p. 116)
Lait

Collation
Bleuets

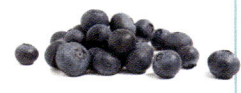

MIDI

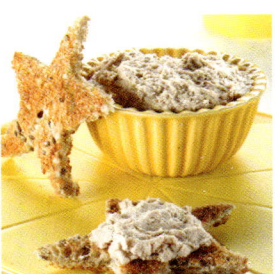

Pâté de foie (p. 185)
Œuf (poché, à la coque ou brouillé)
Carottes

Collation
Yogourt nature avec de la compote

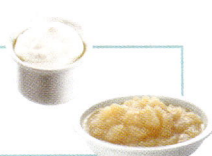

SOIR

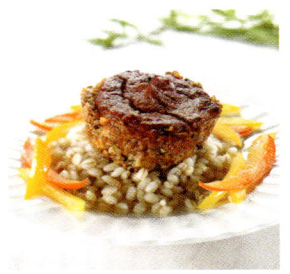

Mini pains de lentilles (p. 180)
Orge
Poivron
Clémentine

Collation
Lait maternel ou collation (p. 88) si bébé a faim

DE 9 À 11 MOIS
Jour 2

MATIN

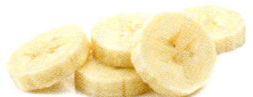

Céréales enrichies pour bébés
Banane
Lait

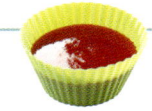

Collation
Fraises (Purée de fraises, p. 116)

MIDI

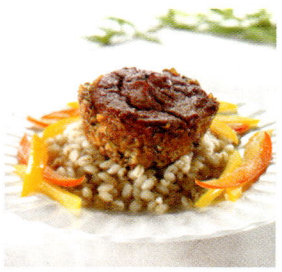

Mini pains de lentilles (p. 180)
Orge
Poivron

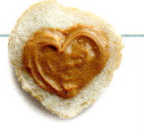

Collation
Pain grillé et beurre d'arachide

SOIR

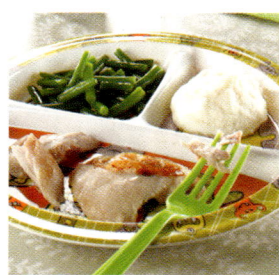

Cuisses de poulet à l'érable (p. 166)
Pommes de terre
Haricots verts
Yogourt nature

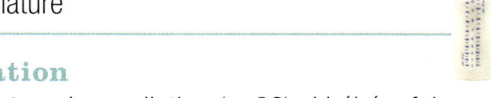

Collation
Lait maternel ou collation (p. 88) si bébé a faim

DE 9 À 11 MOIS
Jour 3

MATIN

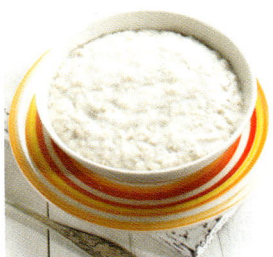

Céréales enrichies pour bébés
Mangue
Lait

Collation
Banane
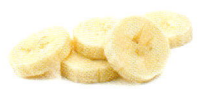

MIDI

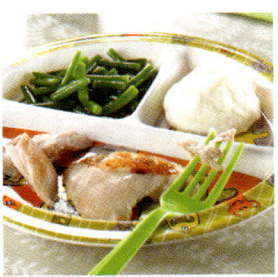

Cuisses de poulet à l'érable (p. 166)
Pommes de terre
Haricots verts

Collation
Lait et céréales d'avoine non sucrées en forme d'anneaux
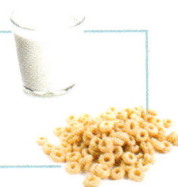

SOIR

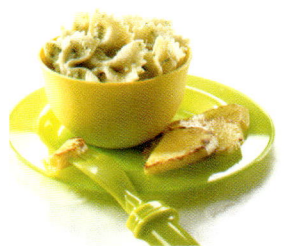

Farfalles à la sauce crémeuse au pesto (p. 168)
Courge Butternut

Collation
Lait maternel ou collation (p. 88) si bébé a faim
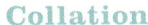

DE 9 À 11 MOIS
Jour 4

MATIN

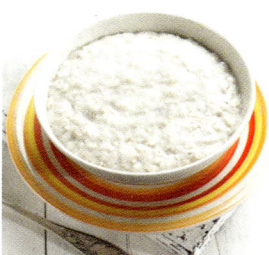

Céréales enrichies pour bébés
Poire
Lait

Collation
Orange
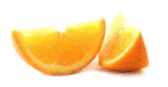

MIDI

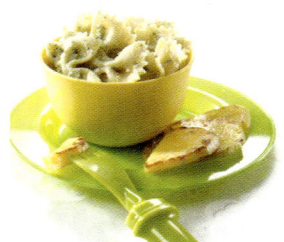

Farfalles à la sauce crémeuse au pesto (p. 168)
Courge Butternut

Collation
Fromage et kiwi
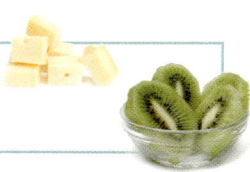

SOIR

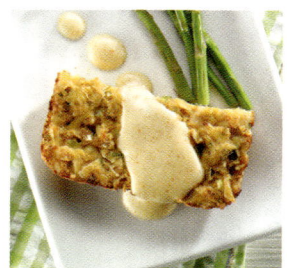

Pain de saumon au tofu, sauce au fromage (p. 182)
Asperges

Collation
Lait maternel ou collation (p. 88) si bébé a faim

DE 9 À 11 MOIS
Jour 5

MATIN

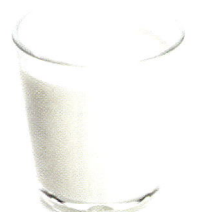

Céréales enrichies pour bébés
Kiwi
Lait

> **Collation**
> Pomme (Purée de pommes, p. 130)

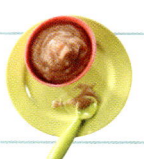

MIDI

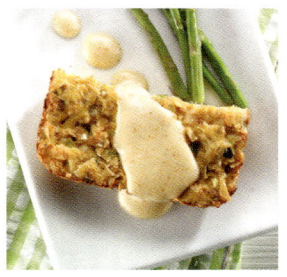

Pain de saumon au tofu, sauce au fromage (p. 182)
Asperges

> **Collation**
> Yogourt nature avec de la compote

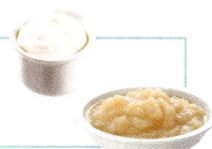

SOIR

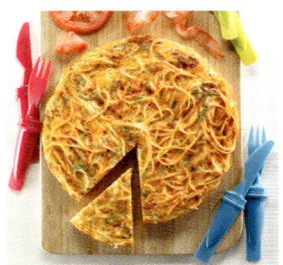

Frittata di pasta (p. 175)
Tomate

> **Collation**
> Lait maternel ou collation (p. 88) si bébé a faim

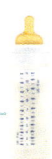

DE 9 À 11 MOIS
Jour 6

MATIN

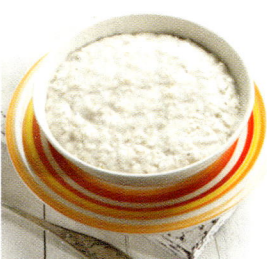

Céréales enrichies pour bébés
Raisins, coupés en quatre
Lait

Collation
Ananas

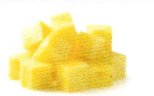

MIDI

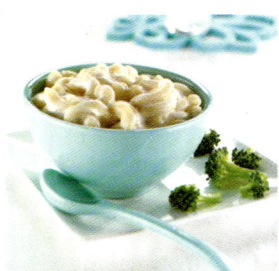

Macaroni au fromage (p. 176)
Brocoli
Pouding au beurre d'arachide (p. 155)

Collation
Tofu aux fraises (p. 160)

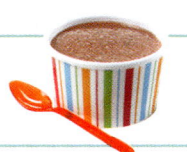

SOIR

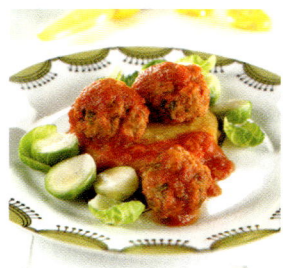

Boulettes de viande et de pois chiches, sauce tomate (p. 162)
Polenta
Choux de Bruxelles

Collation
Lait maternel ou collation (p. 88) si bébé a faim

DE 9 À 11 MOIS
Jour 7

MATIN

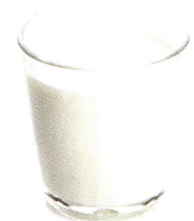

Céréales enrichies pour bébés
Bleuets
Lait

Collation
Orange

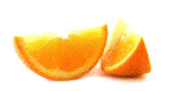

MIDI

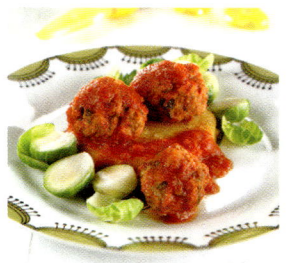

Boulettes de viande et de pois chiches, sauce tomate (p. 162)
Polenta
Choux de Bruxelles

Collation
Pain grillé et beurre d'arachide

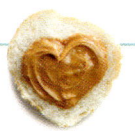

SOIR

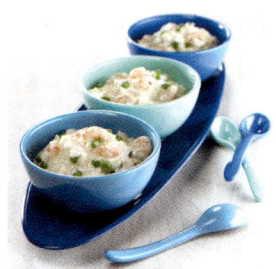

Risotto aux crevettes nordiques (p. 192)
Concombre

Collation
Lait maternel ou collation (p. 88) si bébé a faim

DE 12 À 18 MOIS

De 12 à 18 mois, votre bébé adopte un horaire de repas et de collations stable, et il partage désormais vos repas. Offrez-lui trois repas et deux ou trois collations par jour selon sa faim. Privilégiez toujours les aliments peu transformés. Les recettes proposées dans cet ouvrage peuvent convenir à toute la famille. Le dessert est optionnel. Si vous l'incluez à un ou deux repas, choisissez des aliments nourrissants, comme les collations proposées ci-après. Par ailleurs, si le dessert est prévu, offrez-en une portion à votre bébé, peu importe la quantité d'aliments qu'il a mangés du plat principal. Ne le forcez pas à manger, pas plus ses légumes que sa viande ou son dessert.

À inclure au menu :

- 500 ml (2 tasses) de lait par jour, répartis entre les repas et les collations. Offrez un petit verre d'eau dans la matinée, un l'après-midi et un le soir;

- du lait maternel, selon vos choix et votre convenance;

- trois repas comprenant un aliment riche en fer;

- au moins un fruit ou un légume à chaque repas. Vos choix peuvent différer des fruits et des légumes proposés. L'important est qu'il y ait de la variété au cours de la journée et de la semaine. Offrez-les crus ou cuits, en respectant les principes pour prévenir les étouffements (p. 59);

- une collation dans la matinée et une l'après-midi, légère ou rassasiante, en fonction de la faim de votre bébé et du délai avant le prochain repas. Dans les exemples de menu qui suivent, les collations du matin sont légères (ex. : un fruit), et celles de l'après-midi, plus rassasiantes. Si votre bébé a faim en soirée avant d'aller au lit, vous pouvez ajouter une collation.

À cet âge, vous pouvez lui proposer en collation :

- des fruits ou des légumes avec du lait ou du fromage;

- du yogourt nature de 4 à 10 % M.G. avec des fruits ou de la compote non sucrée;

- des céréales peu sucrées avec du lait ou de la boisson de soya;

- un muffin ou un biscuit maison;

- un pouding maison à base de lait, de boisson de soya ou de tofu soyeux.

DE 12 À 18 MOIS
Jour 1

MATIN

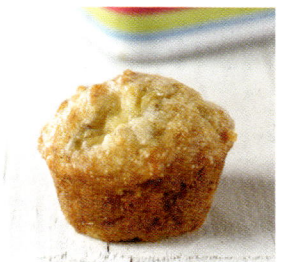

Mini muffins à la banane et à la cardamome (p. 146)
Lait

Collation
Orange et lait
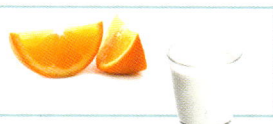

MIDI

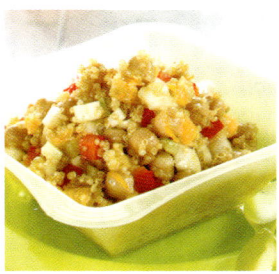

Quinoa végétarien (p. 190)
Pomme

Collation
Tofu aux fraises (p. 160)
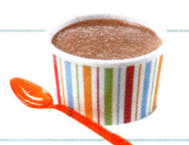

SOIR

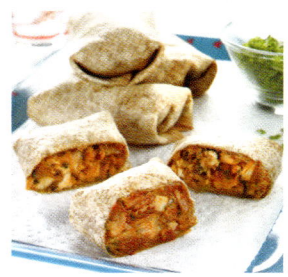

Chaussons mexicains (p. 165)
Salade verte
Biscuits à l'avoine (p. 142)

Collation
Collation (p. 96) si bébé a faim
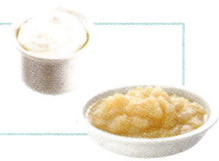

DE 12 À 18 MOIS
Jour 2

MATIN

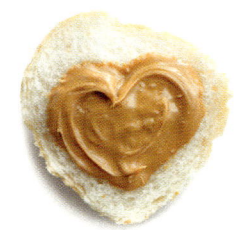

Pain grillé
Beurre d'arachide
Lait

Collation
Ananas et lait

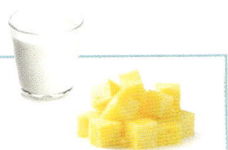

MIDI

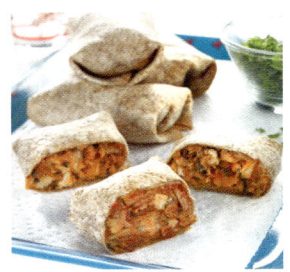

Chaussons mexicains (p. 165)
Salade verte
Tofu aux fraises (p. 160)

Collation
Biscuits au beurre d'arachide et lait

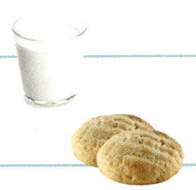

SOIR

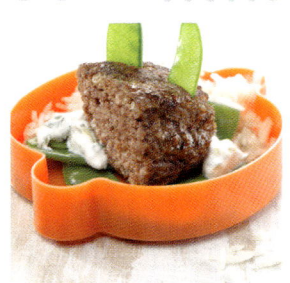

Petits pains de viande à l'indienne (p. 186)
Riz
Pois mange-tout
Melon cantaloup

Collation
Collation (p. 96) si bébé a faim

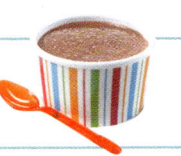

DE 12 À 18 MOIS
Jour 3

MATIN

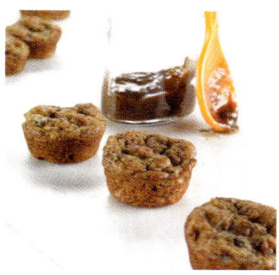

Mini muffins aux pruneaux (p. 148)
Lait

Collation
Poire et lait

MIDI

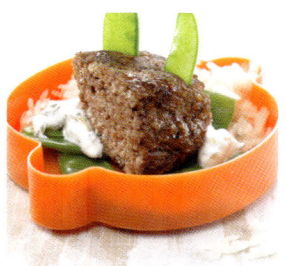

Petits pains de viande à l'indienne (p. 186)
Riz
Pois mange-tout

Collation
Scones aux bleuets (p. 156) et yogourt

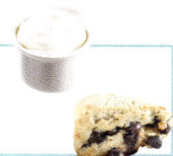

SOIR

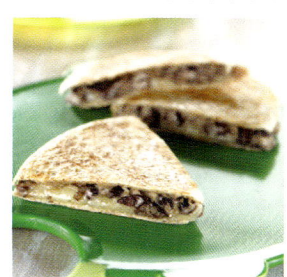

Quesadillas aux haricots noirs (p. 188)
Tomate et concombre

Collation
Collation (p. 96) si bébé a faim

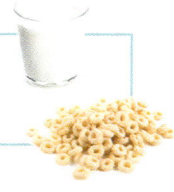

DE 12 À 18 MOIS
Jour 4

MATIN

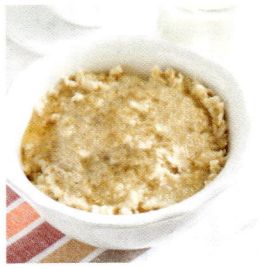

Gruau cuit dans du lait
Lait

> **Collation**
> Bleuets et lait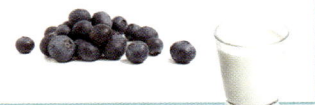

MIDI

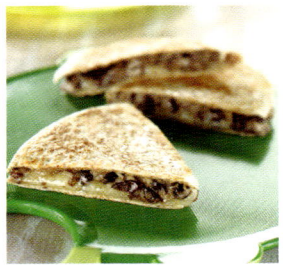

Quesadillas aux haricots noirs (p. 188)
Tomate et concombre

> **Collation**
> Pouding à la banane (p. 152)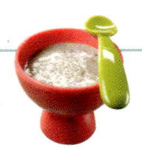

SOIR

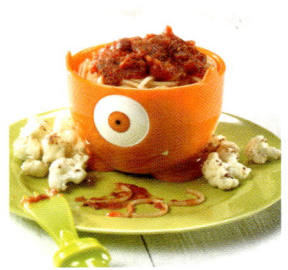

Spaghettis à la sauce aux trois tomates
  et aux haricots rouges (p. 196)
Chou-fleur
Clémentine

> **Collation**
> Collation (p. 96) si bébé a faim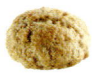

DE 12 À 18 MOIS
Jour 5

MATIN

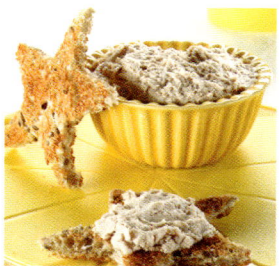

Pâté de foie (p. 185)
Pain grillé
Lait

Collation
Banane et lait

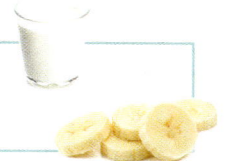

MIDI

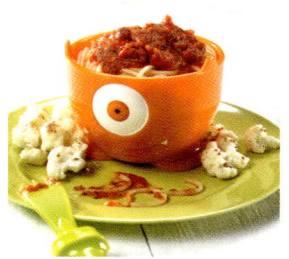

Spaghettis à la sauce aux trois tomates
  et aux haricots rouges (p. 196)
Chou-fleur
Yogourt pêche-menthe

Collation
Biscuits à l'avoine (p. 142) et lait

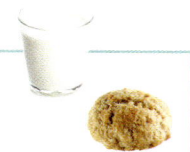

SOIR

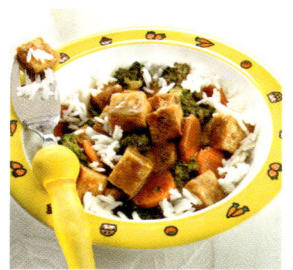

Tofu à la sauce aux arachides (p. 198)
Riz
Kiwi

Collation
Collation (p. 96) si bébé a faim

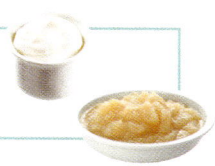

DE 12 À 18 MOIS
Jour 6

MATIN

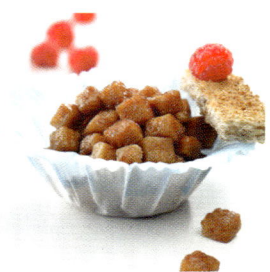

Tofu à l'érable et à la cannelle (p. 158)
Pain grillé
Lait

Collation
Melon cantaloup et lait

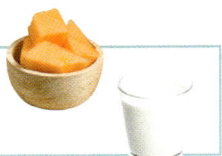

MIDI

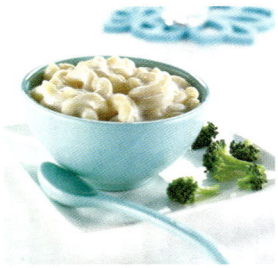

Macaroni au fromage (p. 176)
Brocoli
Pouding à la banane (p. 152)

Collation
Yogourt pêche-menthe

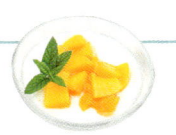

SOIR

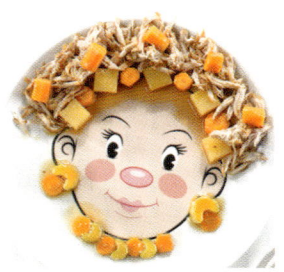

Mijoté de porc et de légumes (p. 178)
Pommes de terre
Asperges
Poire

Collation
Collation (p. 96) si bébé a faim

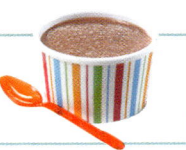

DE 12 À 18 MOIS
Jour 7

MATIN

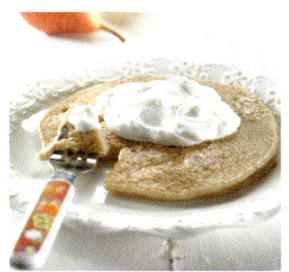

Pancakes à la poire (p. 150)
Lait

Collation
Prune et lait
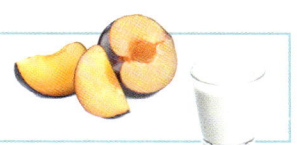

MIDI

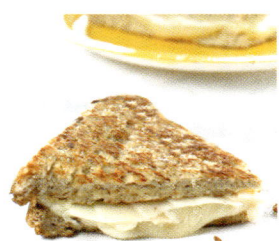

Sandwichs de pain perdu au fromage (p. 195)
Salade de fruits ou de légumes

Collation
Pita, concombre et houmous
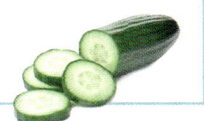

SOIR

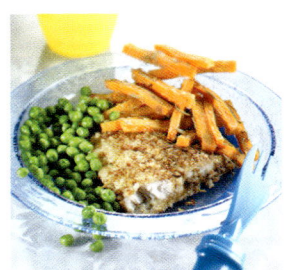

Filets de poisson croustillants aux amandes (p. 170)
Frites de patates douces au four (p. 172)
Petits pois
Biscuits à l'avoine (p. 142)

Collation
Collation (p. 96) si bébé a faim

LES RECETTES
50 IDÉES SANTÉ

Les recettes proposées dans cet ouvrage aideront votre enfant à grandir en bonne santé et à s'ouvrir à une alimentation variée. Les petits-déjeuners, les collations et les plats principaux ont été créés pour plaire à toute la famille. Dans certaines recettes de purées, vous trouverez des suggestions afin de les apprêter pour les grands.

PURÉES
Purée d'ananas 106
Purée d'asperges 107
Purée de betteraves 108
Purée de brocoli 110
Purée de courge Butternut 112
Purée de courgettes 115
Purée de fraises 116
Purée de haricots romains 118
Purée de lentilles 120
Purée de panais 122
Purée de patates douces 123
Purée de pêches 124
Purée de petits pois 126
Purée de poivrons rouges 128
Purée de pommes 130
Purée de pommes et de poires 132
Purée de poulet 135
Purée de pruneaux 136
Purée de tofu 138
Purée de truite 139
Purée de veau 140

COLLATIONS ET PETITS-DÉJEUNERS
Biscuits à l'avoine 142
Biscuits au beurre d'arachide 145
Mini muffins à la banane
    et à la cardamome 146
Mini muffins aux pruneaux 148
Pancakes à la poire 150
Pouding à la banane 152
Pouding au beurre d'arachide 155
Scones aux bleuets 156
Tofu à l'érable et à la cannelle 158
Tofu aux fraises 160

PLATS PRINCIPAUX
Boulettes de viande et de pois chiches,
    sauce tomate 162
Chaussons mexicains 165
Cuisses de poulet à l'érable 166
Farfalles à la sauce crémeuse
    au pesto 168
Filets de poisson croustillants
    aux amandes 170
Frites de patates douces au four .. 172
Frittata di pasta 175
Macaroni au fromage 176
Mijoté de porc et de légumes 178
Mini pains de lentilles 180
Pain de saumon au tofu,
    sauce au fromage 182
Pâté de foie 185
Petits pains de viande à l'indienne 186
Quesadillas aux haricots noirs 188
Quinoa végétarien 190
Risotto aux crevettes nordiques ... 192
Sandwichs de pain perdu au fromage ... 195
Spaghettis à la sauce aux trois tomates
    et aux haricots rouges 196
Tofu à la sauce aux arachides 198

PURÉE
d'ananas

À PARTIR DE 6 MOIS

PRÉPARATION : 5 minutes

INGRÉDIENT

½ ananas, pelé et cœur enlevé, en morceaux

PRÉPARATION

Au mélangeur ou au robot culinaire, réduire le fruit en purée. Ajouter un peu d'eau au besoin pour obtenir la consistance désirée.

CONSEIL PRATIQUE

Vous pouvez utiliser de l'ananas surgelé.

VARIANTE

Remplacez l'ananas par de la mangue ou de la papaye. **Précaution :** Lavez ces fruits avant de les peler et de les trancher afin d'éliminer les saletés et les bactéries présentes sur la pelure. Celles-ci pourraient entrer en contact avec la chair des fruits quand on les coupe.

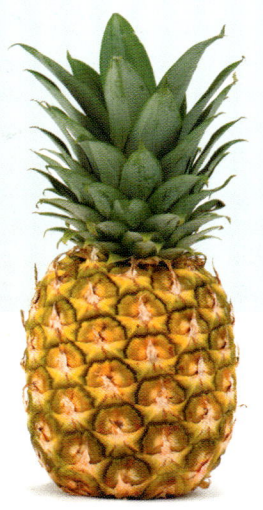

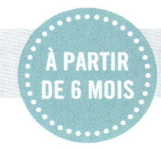

À PARTIR DE 6 MOIS

PURÉE
d'asperges

PRÉPARATION : 5 minutes • CUISSON : 10 minutes

PRÉPARATION

Laver les asperges. Enlever le bout coriace et couper les tiges en trois.

Dans une marguerite ou un cuit-vapeur, cuire les asperges pendant 10 minutes ou jusqu'à ce qu'elles soient tendres. (Ne pas attendre qu'elles deviennent vert olive.) Les plonger dans l'eau glacée pour arrêter la cuisson.

Au mélangeur, réduire les asperges en purée. Ajouter un peu d'eau de cuisson au besoin pour obtenir la consistance désirée.

POUR LES GRANDS

Faites cuire les asperges dans du bouillon de poulet avec une pomme de terre et un oignon pour en faire un potage.

INGRÉDIENT

500 g (1 lb) d'asperges

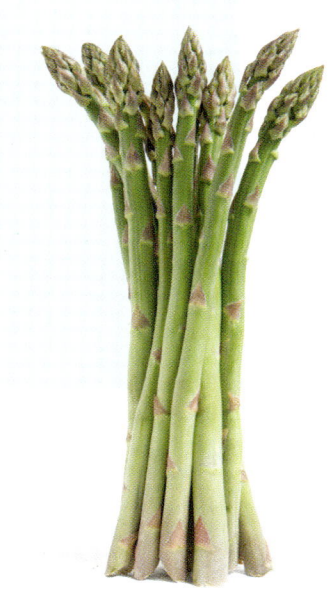

PURÉE
de betteraves

À PARTIR DE 6 MOIS

PRÉPARATION : 5 minutes • CUISSON : 45 minutes

INGRÉDIENT

3 betteraves

PRÉPARATION

À l'aide d'une brosse à légumes, laver les betteraves sous l'eau froide. Couper les deux extrémités. Les laisser entières avec la pelure.

Dans une casserole, à feu moyen-vif, cuire les betteraves dans l'eau bouillante pendant 45 minutes ou jusqu'à ce qu'elles soient tendres. Laisser refroidir 5 minutes. Les peler et les trancher.

Au presse-purée, au mélangeur ou à l'aide d'une fourchette, réduire les betteraves en purée. Ajouter un peu d'eau de cuisson au besoin pour obtenir la consistance désirée.

POUR LES GRANDS

Faites cuire plus de betteraves pour préparer un potage (betteraves cuites dans un bouillon de poulet avec une gousse d'ail et du gingembre râpé) ou une salade (betteraves en dés, pamplemousse en suprêmes et fromage de chèvre émietté).

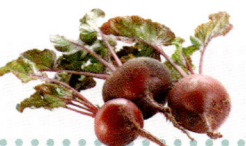

INFO BÉBÉS

Auparavant, on recommandait d'attendre avant d'introduire la betterave, à cause de sa teneur naturelle en nitrates. On sait maintenant qu'en l'introduisant à partir de l'âge de 6 mois et en variant les légumes offerts, il n'y a pas lieu de s'en inquiéter.

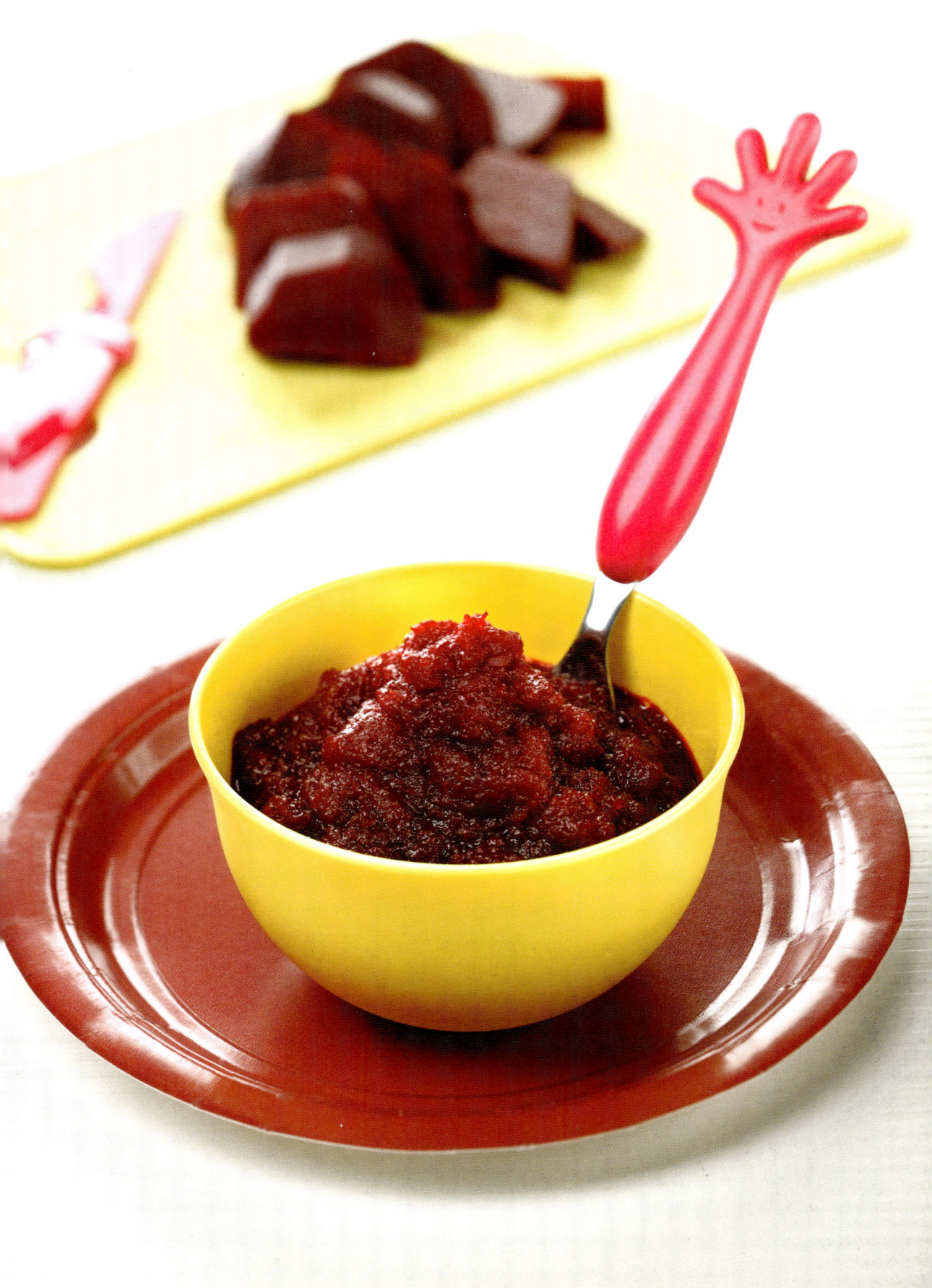

PURÉE
de brocoli

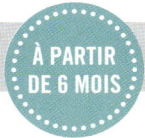

À PARTIR DE 6 MOIS

PRÉPARATION : 5 minutes • CUISSON : 10 minutes

INGRÉDIENT

180 g (2 tasses) de brocoli, en bouquets

PRÉPARATION

Dans une marguerite ou un cuit-vapeur, cuire le légume pendant 10 minutes ou jusqu'à ce qu'il soit tendre. (Le brocoli doit conserver sa couleur.)

Au presse-purée ou au mélangeur, réduire la préparation en purée. Ajouter un peu d'eau de cuisson pour obtenir la consistance désirée.

VARIANTE

Vous pouvez remplacer le brocoli par du chou-fleur. La cuisson sera alors un peu plus longue (environ 15 minutes).

POUR LES GRANDS

- Au brocoli, ajoutez 1 c. à soupe de pesto de basilic pour en faire une purée ou un potage.
- Au chou-fleur, ajoutez 60 g (½ tasse) de fromage ferme de votre choix (gruyère, cheddar fort, parmesan, etc.) pour en faire une purée ou un potage.

INFO BÉBÉS

Le brocoli peut causer des gaz. Il est préférable de commencer par une petite quantité et de l'augmenter ensuite progressivement.

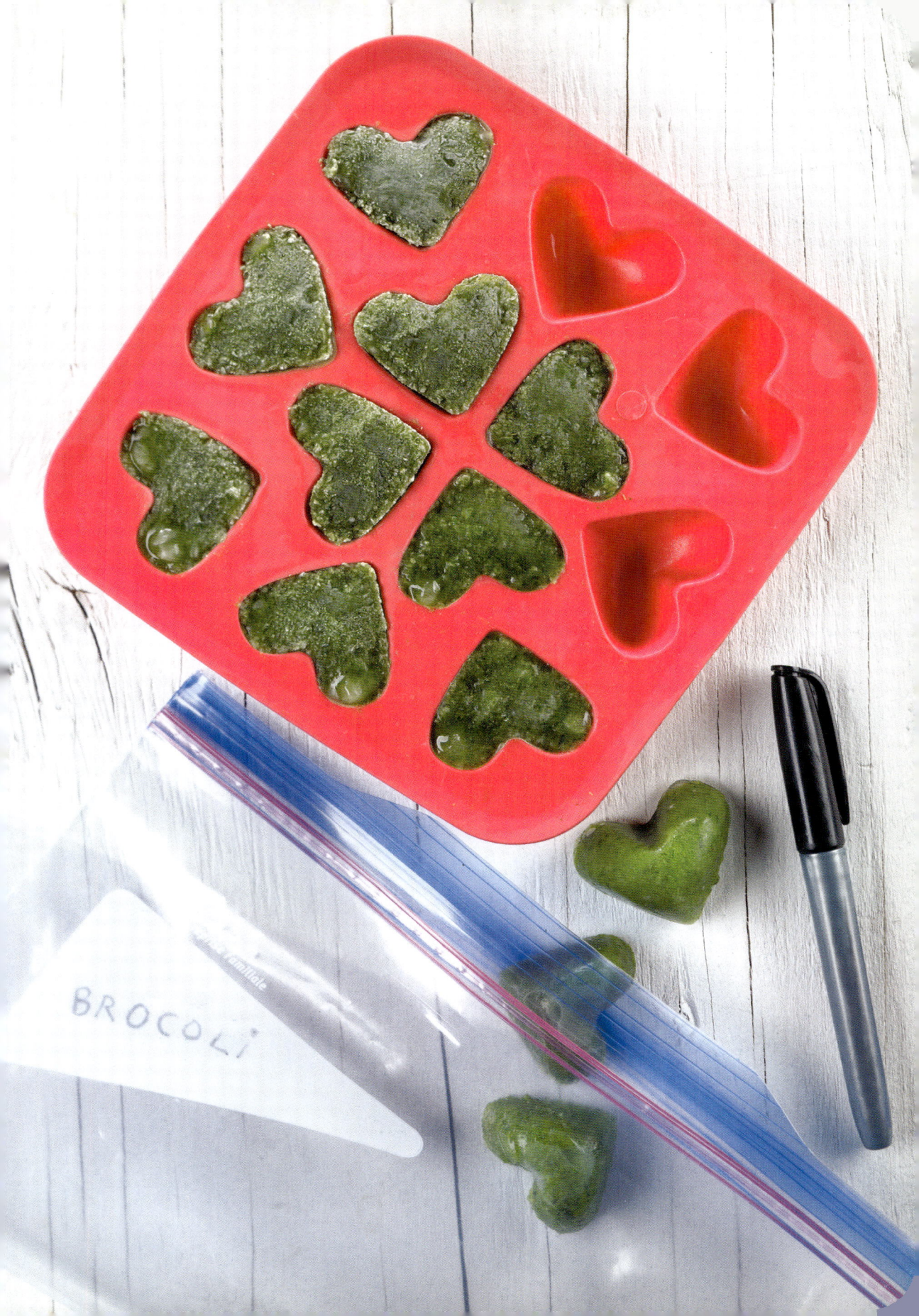

PURÉE
de courge Butternut

PRÉPARATION : 15 minutes • CUISSON : 45 minutes

À PARTIR DE 6 MOIS

INGRÉDIENTS

1 courge Butternut

1 c. à café d'huile d'olive

2 gousses d'ail, pelées

PRÉPARATION

Placer la grille au centre du four avant de préchauffer à 200 °C (400 °F).

À l'aide d'une brosse à légumes, laver la courge sous l'eau froide. La couper en deux et l'évider. Badigeonner la chair d'huile à l'aide d'un pinceau.

Déposer la courge sur une plaque de cuisson tapissée de papier parchemin, face bombée vers le haut, et déposer une gousse d'ail sous chaque moitié. Cuire au four pendant 45 minutes ou jusqu'à ce que la chair soit tendre. Laisser tiédir à température ambiante.

Retirer la chair de la courge à l'aide d'une cuillère à soupe. Au presse-purée, au mélangeur ou à la fourchette, réduire la chair en purée, une moitié de courge à la fois. (Ne pas mélanger les deux portions.) Ajouter un petit peu d'eau au besoin pour obtenir la consistance désirée.

Dans une des deux portions, ajouter les gousses d'ail écrasées. (Utiliser cette version pour préparer une purée pour les adultes – Voir *Pour les grands* – ou la congeler pour l'offrir à bébé une fois qu'il sera habitué au goût de la courge nature.)

POUR LES GRANDS

Incorporez à la purée les gousses d'ail, 1 c. à soupe de beurre noisette (beurre fondu puis chauffé jusqu'à ce qu'il devienne couleur noisette) et du poivre. Servir en accompagnement d'une viande grillée ou d'un mijoté.

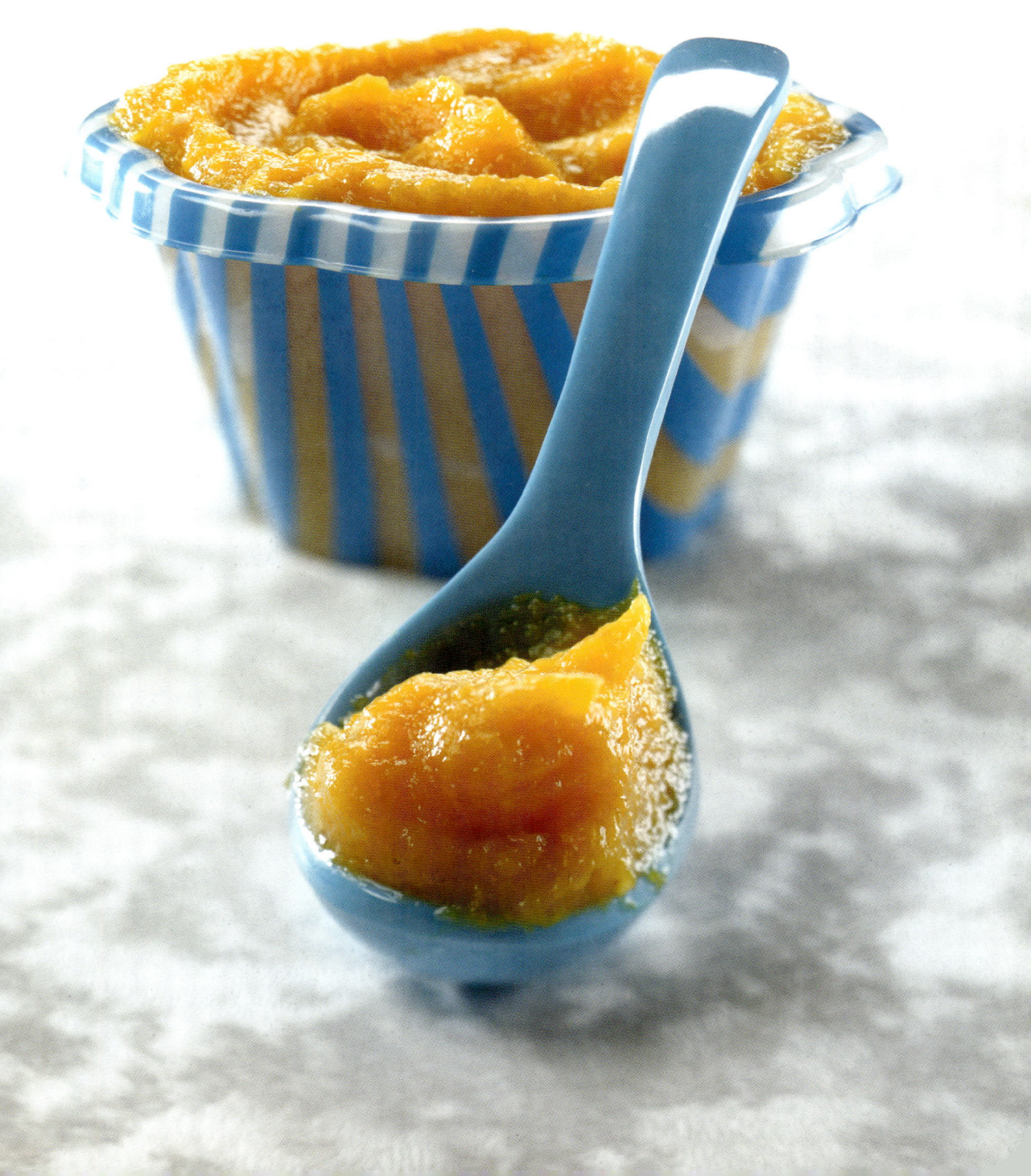

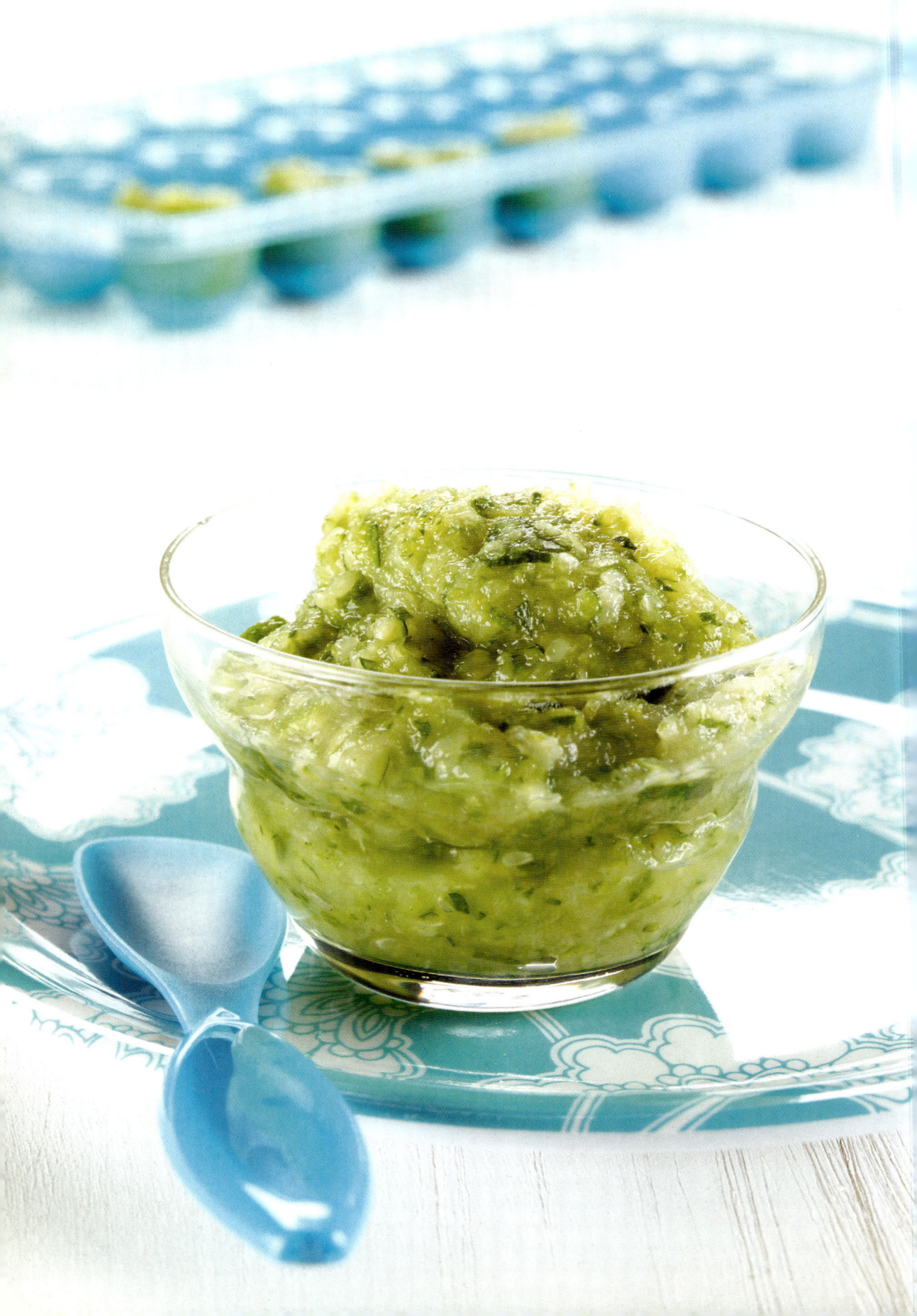

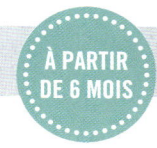

PURÉE
de courgettes

À PARTIR DE 6 MOIS

PRÉPARATION : 5 minutes • CUISSON : 5 minutes

PRÉPARATION

À l'aide d'une brosse à légumes, laver les courgettes sous l'eau froide. Les couper en demi-rondelles ou en gros dés.

Dans une marguerite ou un cuit-vapeur, cuire les courgettes pendant 4 à 5 minutes ou jusqu'à ce qu'elles soient très tendres.

Au presse-purée ou au mélangeur, réduire les courgettes en purée. (Inutile d'ajouter de l'eau, car ce légume en contient suffisamment.)

INGRÉDIENT

2 courgettes

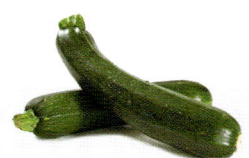

INFO BÉBÉS

La purée de courgettes a une saveur très douce qui plaît à la plupart des bébés. Mais, plus tard, la texture des morceaux de courgettes cuites en rebute plus d'un ! Habituer bébé au goût de la courgette tant qu'il aime les purées permet d'augmenter les chances qu'il continue à l'apprécier en grandissant.

PURÉE
de fraises

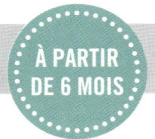

À PARTIR DE 6 MOIS

PRÉPARATION : 5 minutes

INGRÉDIENT

300 g (2 tasses) de fraises bien mûres, équeutées

PRÉPARATION

Laver les fruits frais sous l'eau froide.

À la fourchette ou au mélangeur, réduire les fraises en purée. Ajouter un peu d'eau au besoin pour obtenir la consistance désirée.

Passer la purée au tamis pour retirer les grains.

• • • • • • • • • • • • • •

VARIANTE

Remplacez les fraises par des framboises ou des bleuets. Ces petits fruits ont aussi besoin d'être passés au tamis.

• • • • • • • • • • • • • •

CONSEIL PRATIQUE

Vous pouvez utiliser des fruits surgelés. Les faire décongeler avant de les réduire en purée.

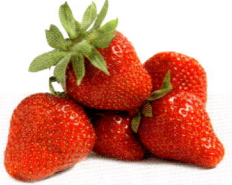

INFO BÉBÉS

La purée de fraises en petits pots du commerce est souvent un dessert aux fraises qui contient du sucre ajouté. La purée de fraises maison est bien meilleure pour votre bébé !

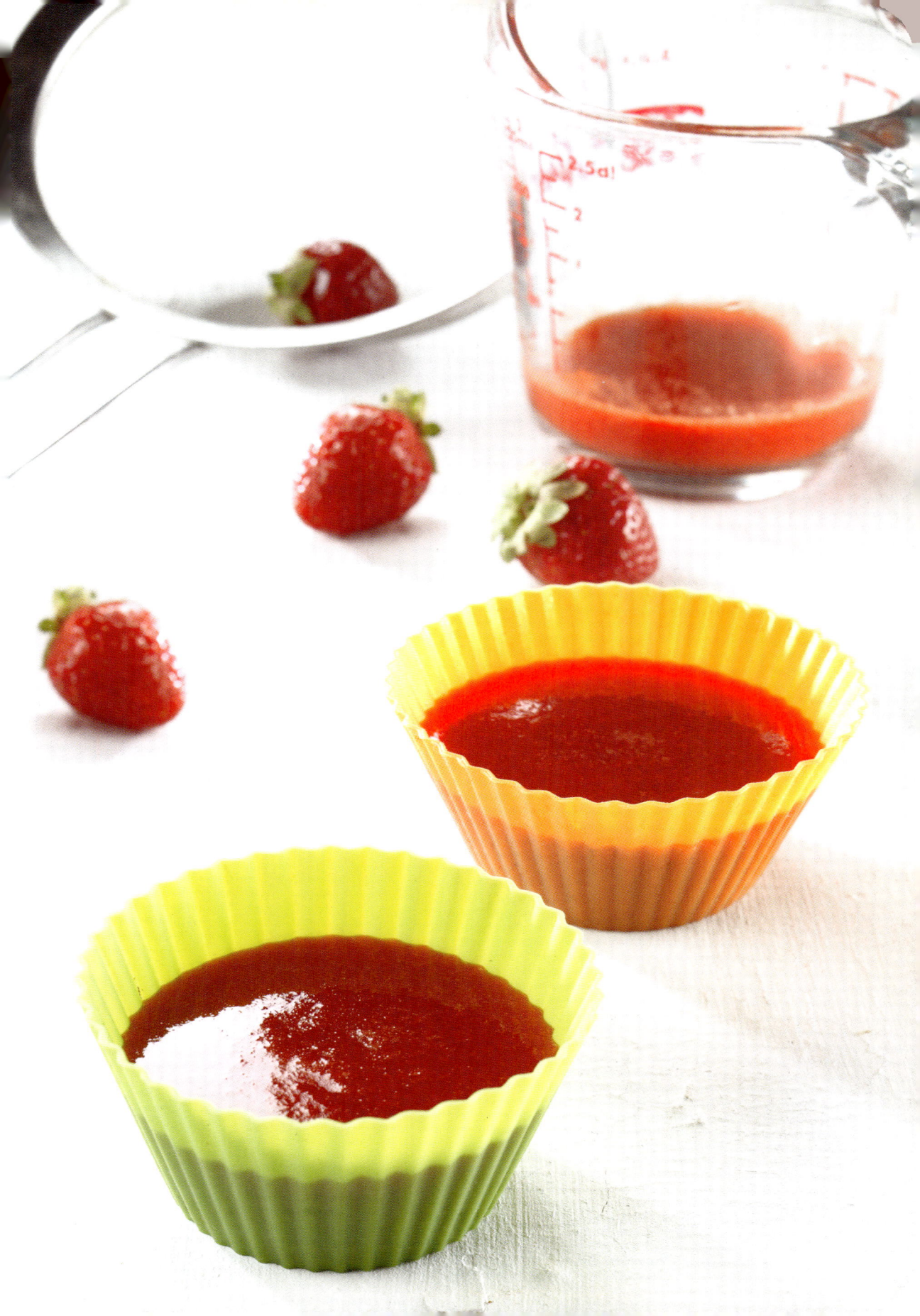

PURÉE
de haricots romains

À PARTIR DE 6 MOIS

PRÉPARATION : 5 minutes • TREMPAGE : 8 heures • CUISSON : 1 heure

INGRÉDIENTS

175 g (1 tasse) de haricots romains

1 litre (4 tasses) d'eau

PRÉPARATION

Dans un bol, mélanger les haricots et l'eau. Réfrigérer de 8 à 12 heures. Jeter l'eau de trempage.

Mettre les haricots dans une casserole avec de l'eau fraîche. Couvrir et porter à ébullition à feu moyen-vif, puis laisser mijoter à feu doux pendant 1 heure ou jusqu'à ce que les haricots soient tendres. Égoutter.

Au mélangeur ou à l'aide d'une fourchette, réduire en purée 190 g (1 tasse) de haricots à la fois avec 3 c. à soupe d'eau. Ajouter un peu d'eau au besoin pour obtenir la consistance désirée.

CONSEILS PRATIQUES

- Vous pouvez utiliser des haricots en boîte. Privilégiez les conserves à teneur réduite en sel. Prenez soin de bien rincer les haricots et de les égoutter avant de les réduire en purée.

- La cuisson peut également se faire à l'autocuiseur : elle est quatre fois plus rapide.

VARIANTE

Utilisez des haricots rouges, blancs, noirs, pinto ou autres. Si vous cuisez des haricots rouges pour cette recette, vous pouvez en profiter pour préparer la sauce aux trois tomates et aux haricots rouges, p. 196).

INFO BÉBÉS

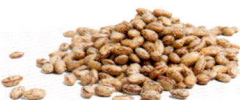

Comme toutes les légumineuses, les haricots romains peuvent causer des gaz. Il est préférable de commencer par une petite quantité (1 à 2 c. à café) et de l'augmenter progressivement.

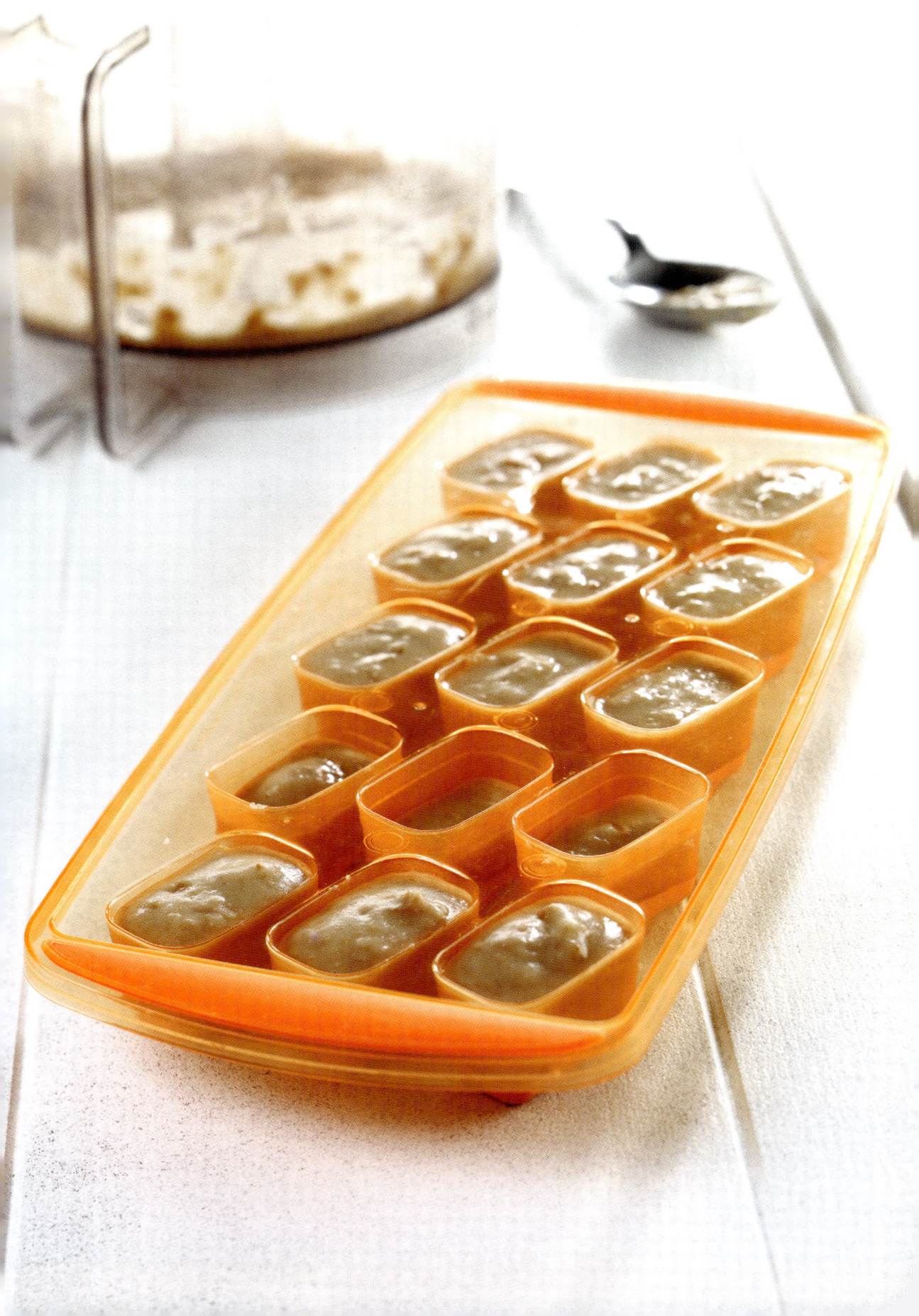

PURÉE
de lentilles

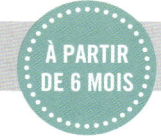
À PARTIR DE 6 MOIS

PRÉPARATION : 5 minutes • TREMPAGE : 4 heures • CUISSON : 10 minutes

INGRÉDIENTS

190 g (1 tasse) de lentilles corail

1 litre (4 tasses) d'eau

PRÉPARATION

Dans un bol, mélanger les lentilles et l'eau. Réfrigérer de 4 à 6 heures. Jeter l'eau de trempage.

Mettre les lentilles dans une casserole avec de l'eau fraîche. Couvrir et porter à ébullition à feu moyen-vif, puis laisser mijoter à feu doux pendant 10 minutes ou jusqu'à ce que les lentilles soient tendres. Égoutter.

Au mélangeur ou à l'aide d'une fourchette, réduire en purée 255 g (1 tasse) de lentilles à la fois avec 3 c. à soupe d'eau. Ajouter un peu d'eau au besoin pour obtenir la consistance désirée.

VARIANTE

Vous pouvez remplacer les lentilles corail par des lentilles brunes ou vertes.

CONSEILS PRATIQUES

- Contrairement aux haricots (rouges, blancs, noirs, romains, etc.), vous pouvez cuire les lentilles sans les faire tremper préalablement. Toutefois, le trempage accélère la cuisson et améliore la digestibilité ; il est donc pertinent de faire tremper les lentilles au début de leur introduction.

- Vous pouvez utiliser des lentilles en boîte. Privilégiez les conserves à teneur réduite en sel. Prenez soin de bien rincer les lentilles et de les égoutter avant de les réduire en purée.

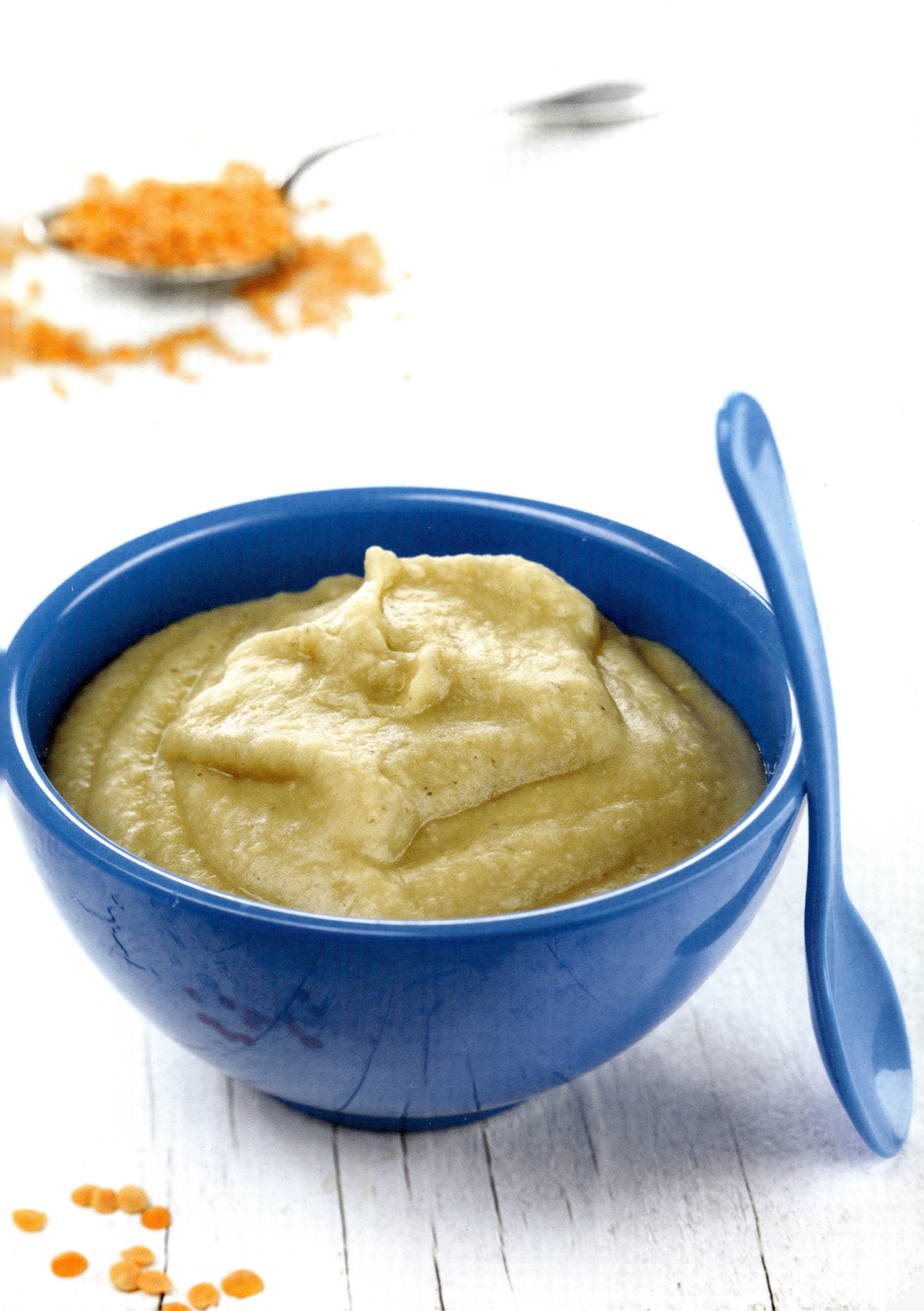

PURÉE
de panais

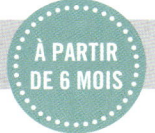
À PARTIR DE 6 MOIS

PRÉPARATION : 5 minutes • CUISSON : 15 minutes

INGRÉDIENT

4 panais

PRÉPARATION

À l'aide d'une brosse à légumes, laver les panais sous l'eau froide. Les peler et les trancher.

Dans une marguerite ou un cuit-vapeur, cuire les panais pendant 15 minutes ou jusqu'à ce qu'ils soient tendres.

Au presse-purée ou au mélangeur, réduire les panais en purée. Ajouter un peu d'eau de cuisson au besoin pour obtenir la consistance désirée.

POUR LES GRANDS

Mélangez de la purée de panais avec de la purée de pommes de terre. Votre bébé peut bien sûr y goûter.

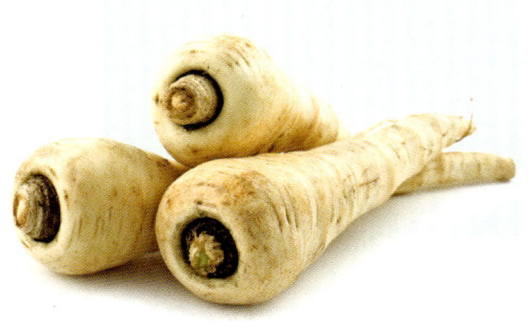

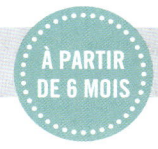

À PARTIR DE 6 MOIS

PURÉE
de patates douces

PRÉPARATION : 5 minutes • CUISSON : 20 minutes

PRÉPARATION

À l'aide d'une brosse à légumes, laver les patates douces sous l'eau froide. Les peler et les couper en gros dés.

Dans une marguerite ou un cuit-vapeur, cuire les patates douces pendant 20 minutes ou jusqu'à ce qu'elles soient tendres.

Au presse-purée ou au mélangeur, réduire les patates douces en purée. Ajouter un peu d'eau de cuisson au besoin pour obtenir la consistance désirée.

• • • • • • • • • • • • • • •

POUR LES GRANDS

Réduisez les patates douces en purée avec un peu de bouillon de poulet, de beurre et de poivre.

INGRÉDIENT

2 petites patates douces ou 1 moyenne

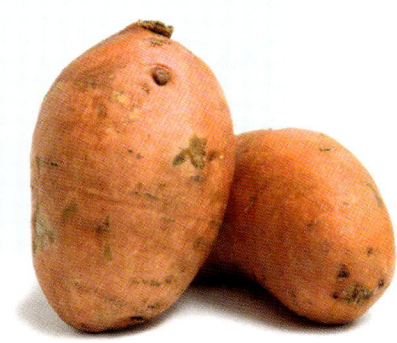

PURÉE
de pêches

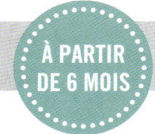

À PARTIR DE 6 MOIS

PRÉPARATION : 5 minutes • CUISSON : 15 minutes

INGRÉDIENTS

8 pêches

60 ml (¼ tasse) d'eau

PRÉPARATION

Laver les pêches sous l'eau froide. Les peler et enlever le noyau. Couper la chair en morceaux.

Dans une casserole, mettre les pêches et l'eau. Porter l'eau à ébullition à feu moyen-vif, puis laisser mijoter à feu doux pendant 15 minutes ou jusqu'à ce que les pêches soient tendres.

Au presse-purée, au mélangeur ou à l'aide d'une fourchette, réduire les pêches en purée avec de l'eau de cuisson jusqu'à consistance désirée.

CONSEIL PRATIQUE

En saison, quand les pêches sont mûres et juteuses à souhait, elles n'ont pas besoin de cuisson. Simplement pelées et dénoyautées, elles se réduisent facilement en purée.

INFO BÉBÉS

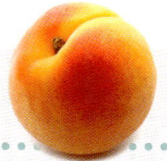

La pêche bien mûre, sans pelure, peut être offerte telle quelle à bébé dès l'âge de 6 mois. Il peut mordre dedans à pleines dents (qu'il en ait ou pas) et s'en mettre plein le menton !

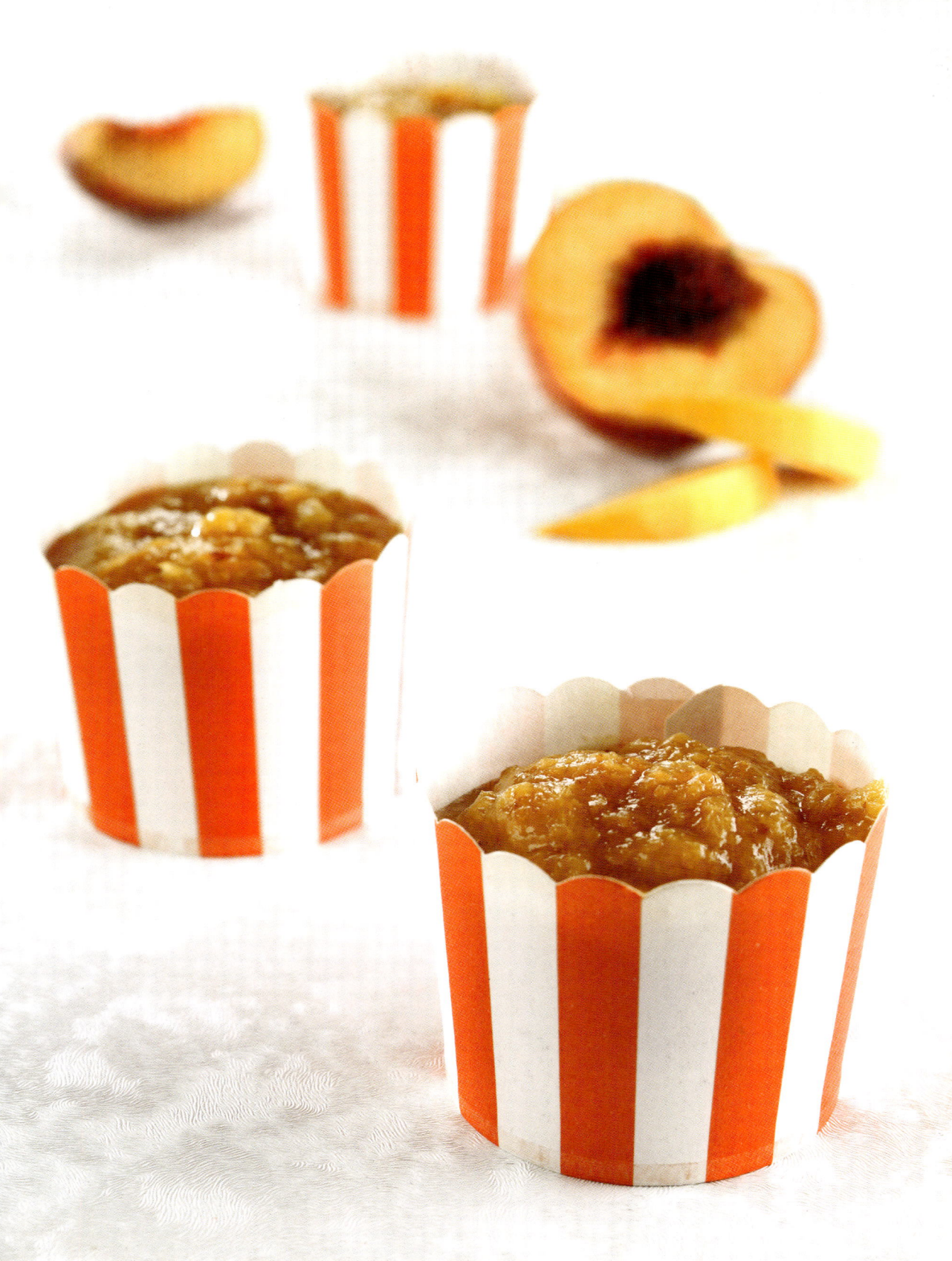

PURÉE
de petits pois

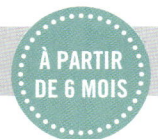

PRÉPARATION : 5 minutes • CUISSON : 10 minutes

INGRÉDIENT

300 g (2 tasses) de petits pois surgelés

PRÉPARATION

Dans une marguerite ou un cuit-vapeur, cuire les petits pois pendant 10 minutes ou jusqu'à ce qu'ils soient tendres.

Au presse-purée ou au mélangeur, réduire les petits pois en purée. Ajouter un peu d'eau de cuisson au besoin pour obtenir la consistance désirée.

CONSEIL PRATIQUE

Les petits pois surgelés sont à préférer à ceux en conserve. Ils ont généralement une plus belle couleur et ne contiennent pas de sel ajouté.

POUR LES GRANDS

Mélangez une tranche de pancetta ou de bacon croustillant et émietté à cette purée de petits pois pour en faire un plat d'accompagnement.

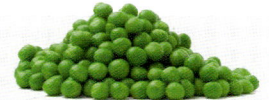

INFO BÉBÉS

Il est possible d'offrir des petits pois cuits tels quels à bébé. Il peut les prendre lui-même. C'est en essayant de faire de petites pincettes de la sorte qu'il développe sa motricité fine.

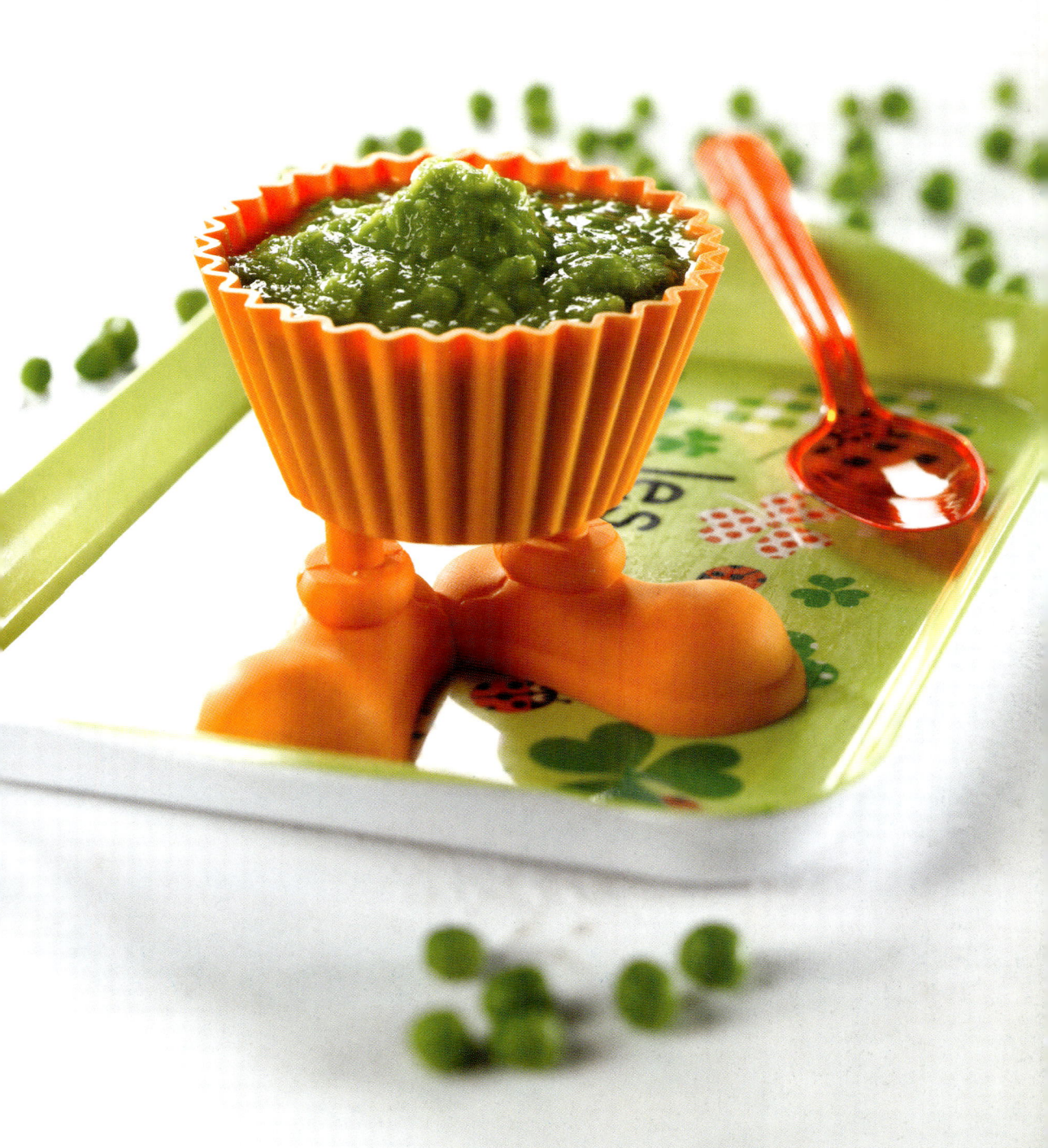

PURÉE
de poivrons rouges

PRÉPARATION : 10 minutes • CUISSON : 5 minutes

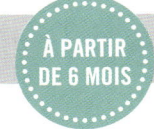
À PARTIR DE 6 MOIS

INGRÉDIENT

3 poivrons rouges

PRÉPARATION

Placer la grille dans le tiers supérieur du four avant de préchauffer le gril.

À l'aide d'une brosse à légumes, laver les poivrons sous l'eau froide. Les couper en deux et les épépiner. Sur la plaque de cuisson tapissée de papier d'aluminium légèrement huilé, déposer les poivrons, face bombée vers le haut.

Cuire sous le gril pendant 5 minutes ou jusqu'à ce que la peau noircisse. Retirer du four, refermer le papier d'aluminium pour emballer les poivrons, et laisser tiédir à température ambiante environ 5 minutes. (Les poivrons dégageront de la vapeur, et la pelure se décollera alors facilement de la chair.)

Retirer la pelure des poivrons.

Au mélangeur, réduire les poivrons en purée. (Inutile d'ajouter de l'eau, car ils en contiennent suffisamment.)

POUR LES GRANDS

- Conservez des poivrons grillés sans les réduire en purée. Utilisez-les pour garnir des sandwichs ou une pizza.

- Doublez la recette et conservez six moitiés pour en faire une sauce : dans une poêle antiadhésive, à feu moyen-vif, faites revenir les poivrons grillés avec une gousse d'ail pressée. Ajoutez 60 ml (¼ tasse) de vin blanc et 1 branche de romarin frais. Laissez réduire. Ajoutez 60 ml (¼ tasse) de bouillon de poulet et laissez mijoter à feu moyen-doux pendant 5 minutes. Au mélangeur, réduisez la préparation en purée lisse. Utilisez cette sauce pour napper des poitrines de poulet ou du poisson grillé. Elle peut aussi remplacer la sauce tomate sur les mini pains de lentilles (p. 180).

VARIANTES

- Utilisez la même technique pour préparer une purée de poivrons orange ou jaunes.

- Vous pouvez griller des poivrons sur le barbecue, face bombée vers le haut. Déposez-les dans un contenant fermé hermétiquement pour pouvoir retirer la peau facilement.

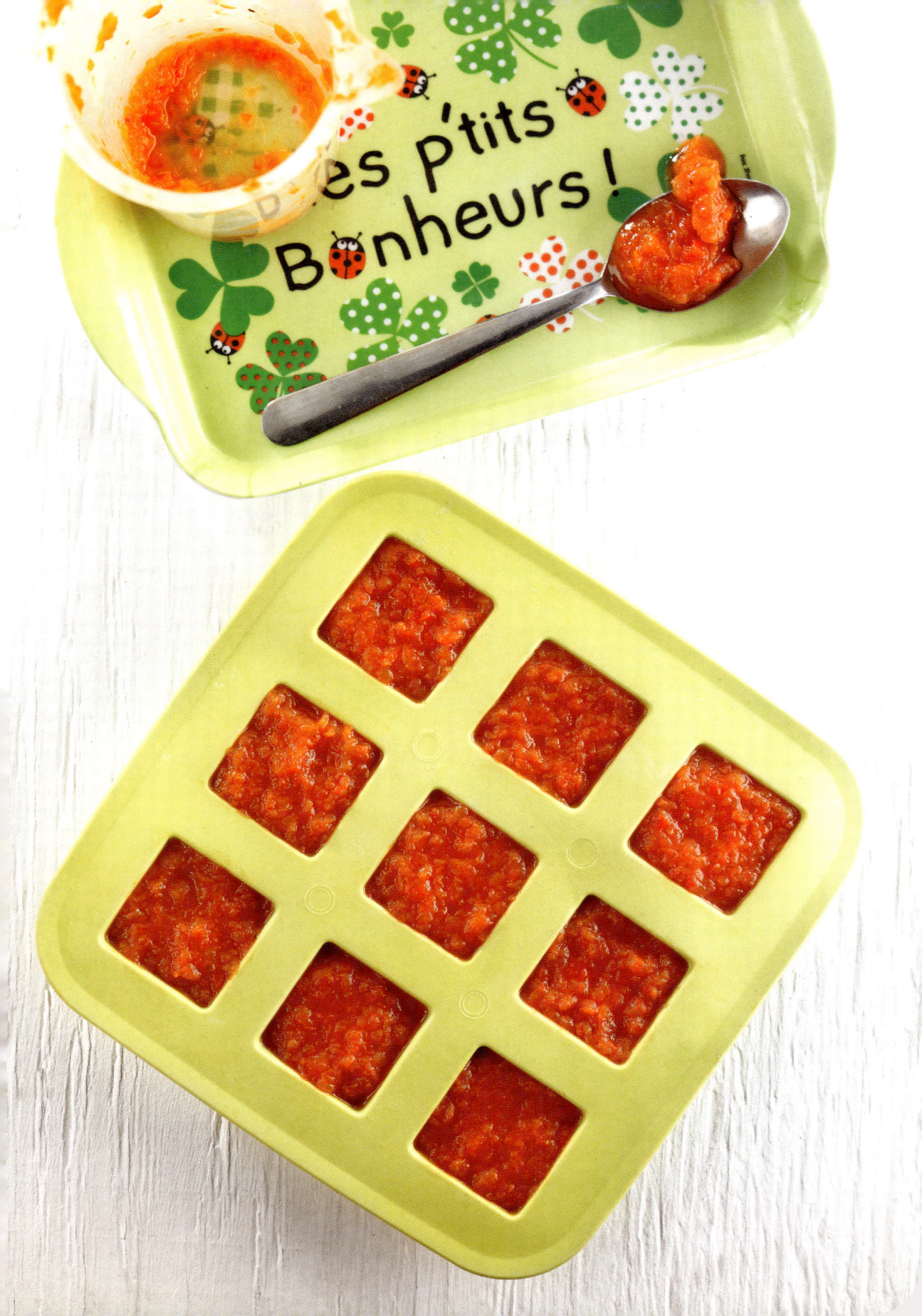

PURÉE
de pommes

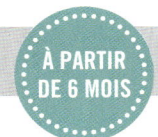

À PARTIR DE 6 MOIS

PRÉPARATION : 5 minutes • CUISSON : 15 minutes

INGRÉDIENTS

8 pommes

60 ml (¼ tasse) d'eau

PRÉPARATION

À l'aide d'une brosse à légumes, laver les pommes sous l'eau froide. Ne pas les peler. Les couper en morceaux après les avoir évidées.

Dans une casserole, mettre les pommes et l'eau. Porter à ébullition à feu moyen-vif, puis laisser mijoter à feu doux pendant 15 minutes ou jusqu'à ce que les pommes soient tendres.

Au presse-purée ou au mélangeur, réduire les pommes en purée lisse avec l'eau de cuisson.

VARIANTE

Une fois que votre bébé connaît le goût de la purée de pommes nature, vous pouvez ajouter une pincée ou un bâton de cannelle pendant la cuisson (retirer le bâton avant de réduire en purée).

CONSEIL PRATIQUE

Plusieurs variétés de pommes (ex. : McIntosh, Cortland, Vista Bella et Melba) font de belles et bonnes compotes. Pour bébé, si vous conservez la pelure des fruits, mieux vaut opter pour des produits biologiques.

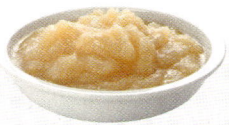

INFO BÉBÉS

Si vous achetez de la compote de pommes du commerce à l'occasion, assurez-vous de la choisir sans sucre ajouté.

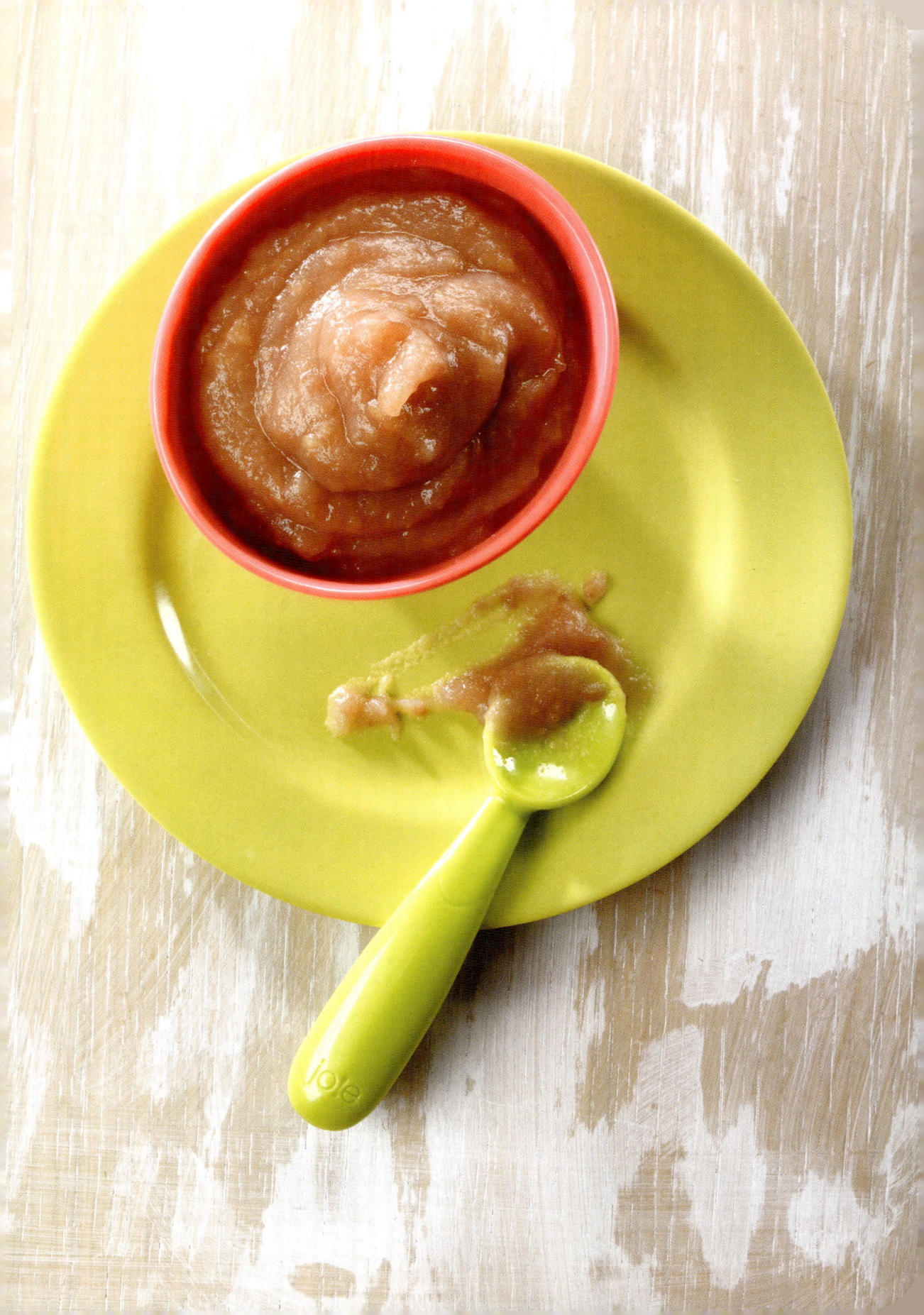

PURÉE
de pommes et de poires

PRÉPARATION : 5 minutes • CUISSON : 15 minutes

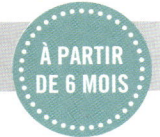

INGRÉDIENTS

4 pommes

4 poires

60 ml (¼ tasse) d'eau

PRÉPARATION

À l'aide d'une brosse à légumes, laver les pommes et les poires sous l'eau froide. Peler uniquement les poires. Couper les fruits en morceaux après les avoir évidées.

Dans une casserole, mettre les pommes, les poires et l'eau. Porter à ébullition à feu moyen-vif, puis laisser mijoter à feu doux pendant 15 minutes ou jusqu'à ce que les fruits soient tendres.

Au presse-purée ou au mélangeur, réduire les fruits en purée lisse avec l'eau de cuisson.

VARIANTE

La pomme se marie bien avec différents fruits (ex. : canneberge, fraise, pêche, prune). Vous pouvez les mélanger à la pomme une fois que votre bébé les a goûtés séparément (à l'exception des canneberges, qu'on ne fait pas goûter seules, car elles sont trop acidulées).

CONSEILS PRATIQUES

- Plusieurs variétés de pommes (ex. : McIntosh, Cortland, Vista Bella et Melba) font de belles et bonnes compotes. Pour bébé, lorsque vous conservez la pelure des fruits, mieux vaut opter pour des produits biologiques.

- Si votre bébé est prêt à manger des purées moins lisses, peler aussi les pommes. De cette façon, vous pourrez écraser les fruits simplement à la fourchette.

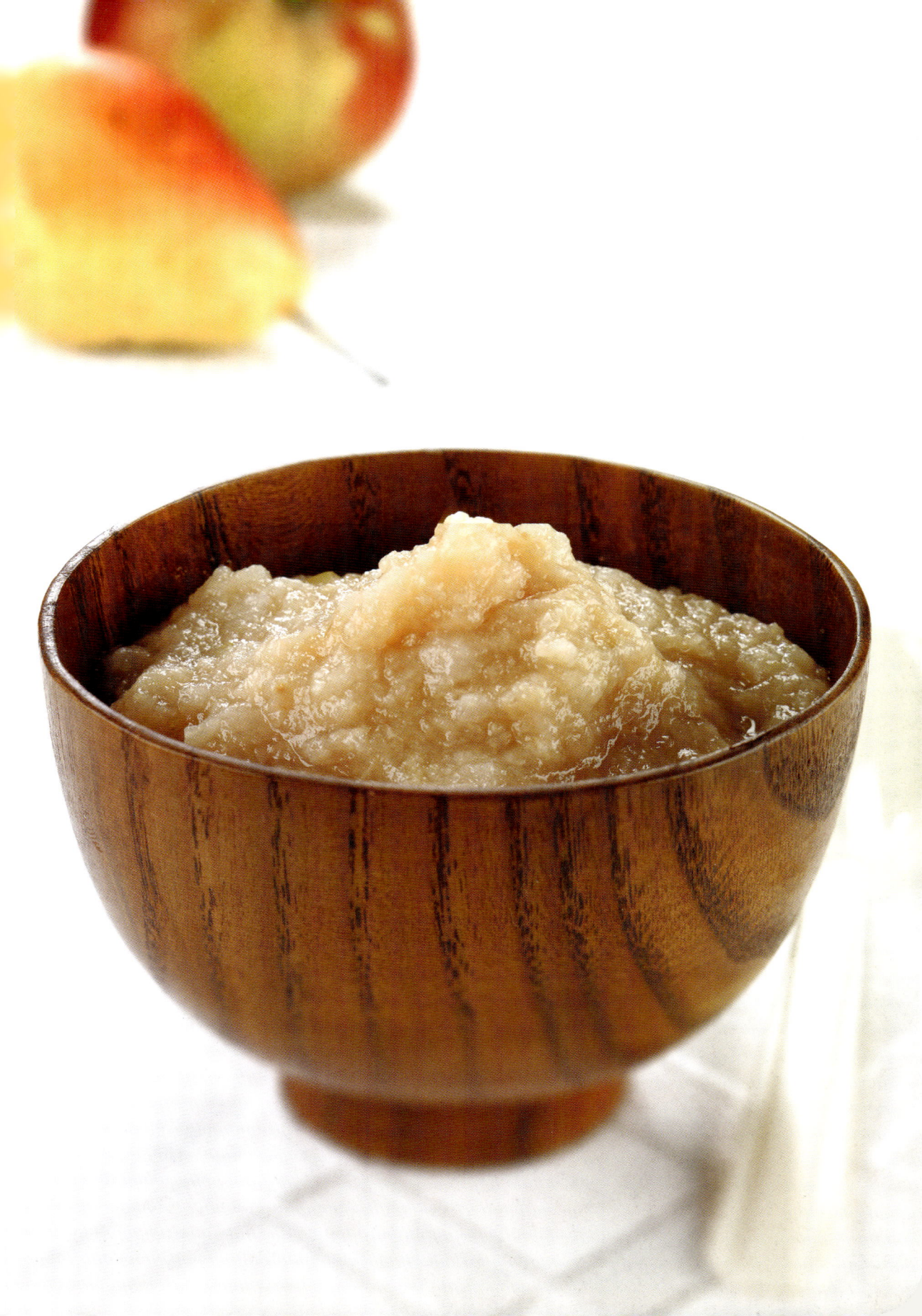

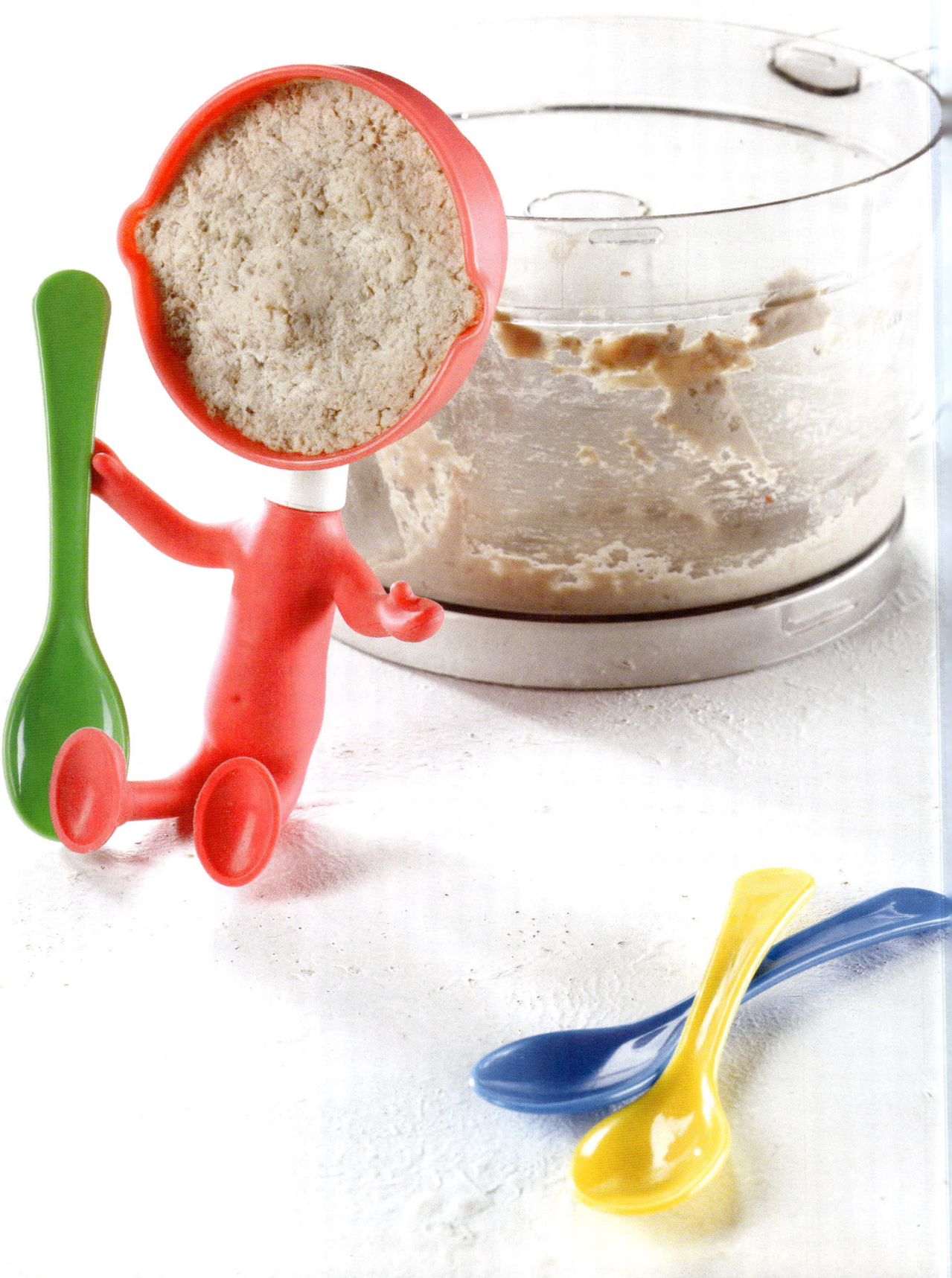

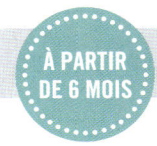

À PARTIR DE 6 MOIS

PURÉE
de poulet

PRÉPARATION : 15 minutes • CUISSON : 30 minutes

PRÉPARATION

Dans une casserole, mettre tous les ingrédients et couvrir. Porter à ébullition à feu moyen-vif, puis laisser mijoter à feu doux pendant 30 minutes ou jusqu'à ce que la volaille soit cuite. Retirer les cuisses et les laisser refroidir dans une assiette pendant 10 minutes avant de les désosser.

Au mélangeur, réduire environ 135 g (1 tasse) de viande et 80 ml (⅓ tasse) d'eau de cuisson. Ajouter un peu d'eau de cuisson au besoin pour obtenir la consistance désirée. (Il est plus facile d'obtenir une purée lisse avec une petite quantité de viande qu'avec une grande.) Répéter cette étape une ou deux fois avec le reste de viande.

INGRÉDIENTS

2 cuisses de poulet, sans la peau (environ 500 g [1 lb])

2 carottes, pelées et coupées en tronçons

2 branches de céleri, en tronçons

½ oignon, en quartiers

750 ml (3 tasses) d'eau

VARIANTE

Vous pouvez remplacer les cuisses de poulet par des poitrines, ou préparer une purée de dinde en suivant cette recette.

CONSEIL PRATIQUE

Récupérez les légumes et l'eau de cuisson pour préparer un potage.

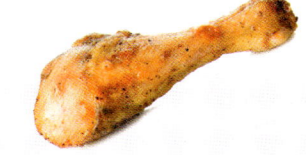

INFO BÉBÉS

La viande de la cuisse (brune) est plus riche en fer que celle de la poitrine (blanche). Et puisqu'elle contient plus de gras, elle est aussi plus tendre.

PURÉE
de pruneaux

À PARTIR DE 6 MOIS

PRÉPARATION : 5 minutes • TREMPAGE : 10 minutes

INGRÉDIENTS

180 g (1 tasse) de pruneaux dénoyautés

250 ml (1 tasse) d'eau

PRÉPARATION

Dans un bol, laisser tremper les pruneaux dans l'eau pendant 10 minutes.

Au mélangeur, réduire en purée les pruneaux avec l'eau jusqu'à l'obtention de la consistance désirée.

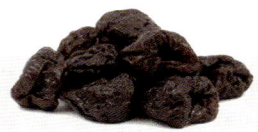

INFO BÉBÉS

Si votre bébé a tendance à être constipé, la purée de pruneaux peut l'aider. En plus d'être riches en fibres alimentaires, les pruneaux renferment une substance qui stimule les contractions de l'intestin.

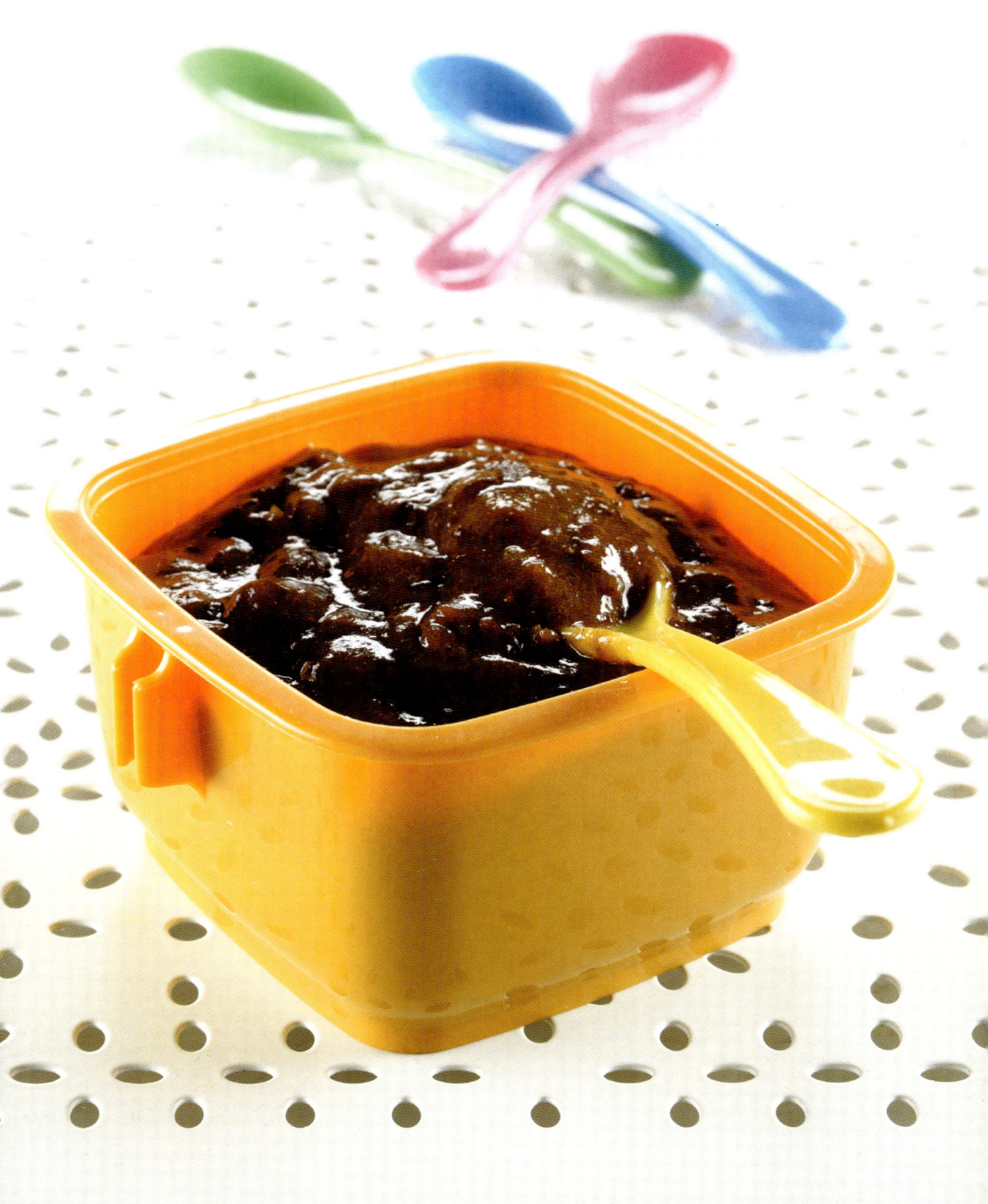

PURÉE
de tofu

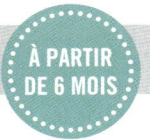

À PARTIR DE 6 MOIS

PRÉPARATION : 5 minutes

INGRÉDIENTS

60 g (2 oz) de tofu ferme, en morceaux

2 c. à soupe de lait maternel, de lait ou de préparation pour nourrissons

PRÉPARATION

Au mélangeur, réduire tous les ingrédients en purée. Ajouter un peu de lait au besoin pour obtenir la consistance désirée.

Chauffer légèrement avant de servir.

. . . .

CONSEIL PRATIQUE

Cette purée ne se congèle pas. Préparez une petite quantité à la fois, pour un ou deux repas qui seront pris dans les trois jours.

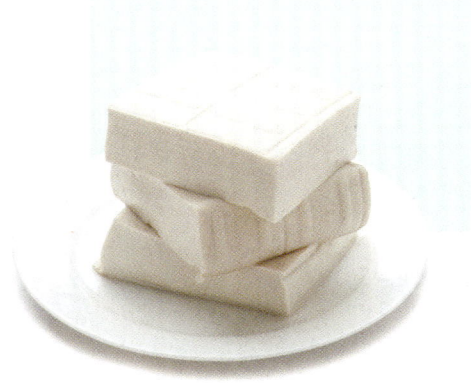

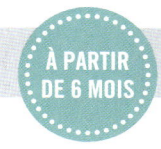

À PARTIR DE 6 MOIS

PURÉE
de truite

PRÉPARATION : 10 minutes • CUISSON : 5 minutes

PRÉPARATION

Dans une casserole, à feu doux, chauffer le lait et pocher la truite pendant 5 minutes ou jusqu'à ce qu'elle se défasse facilement à la fourchette.

À la fourchette ou au mélangeur, réduire la truite en purée avec un peu de lait de cuisson au besoin, selon la consistance désirée.

INGRÉDIENTS

60 ml (¼ tasse) de lait entier ou de préparation pour nourrissons

250 g (½ lb) de filets de truite, sans peau ni arêtes

CONSEIL PRATIQUE

Passez les doigts sur le poisson cru pour vous assurer qu'il n'y a plus d'arêtes.

VARIANTE

Remplacez la truite par un autre poisson (voir *Les poissons*, p. 49)

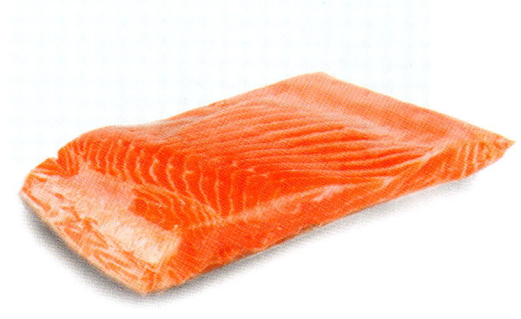

PURÉE
de veau

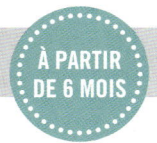
À PARTIR DE 6 MOIS

PRÉPARATION : 15 minutes • CUISSON : 2 heures

INGRÉDIENTS

500 g (1 lb) de cubes de veau

2 carottes, pelées et coupées en tronçons

2 branches de céleri, en tronçons

½ oignon, en quartiers

750 ml (3 tasses) d'eau

PRÉPARATION

Dans une casserole, mettre tous les ingrédients et couvrir. Laisser mijoter à feu doux pendant 2 heures ou jusqu'à ce que la viande se défasse à la fourchette. Remuer toutes les 30 minutes environ. Laisser refroidir à découvert pendant 10 minutes. Séparer la viande des légumes. (Ces derniers servent à donner du goût au veau. On peut les utiliser dans un potage.)

Au mélangeur, réduire environ 140 g (1 tasse) de viande et 80 ml (⅓ tasse) d'eau de cuisson. Ajouter un peu d'eau de cuisson au besoin pour obtenir la consistance désirée. (Il est plus facile d'obtenir une purée lisse avec une petite quantité de viande qu'avec une grande.) Répéter cette étape une ou deux fois avec le reste de viande.

VARIANTE

Vous pouvez remplacer les cubes de veau par des cubes de bœuf, de porc, d'émeu ou d'autruche.

CONSEILS PRATIQUES

- Il est possible de faire cuire la viande à l'autocuiseur pendant environ 30 minutes.

- Vous pouvez utiliser la viande très tendre d'un mijoté (p. 178) ou d'une de vos recettes à la mijoteuse et réduire une portion en purée pour votre bébé. Toutefois, n'ajoutez pas de sel dans la mijoteuse. Attendez de retirer la portion de votre bébé avant d'en ajouter.

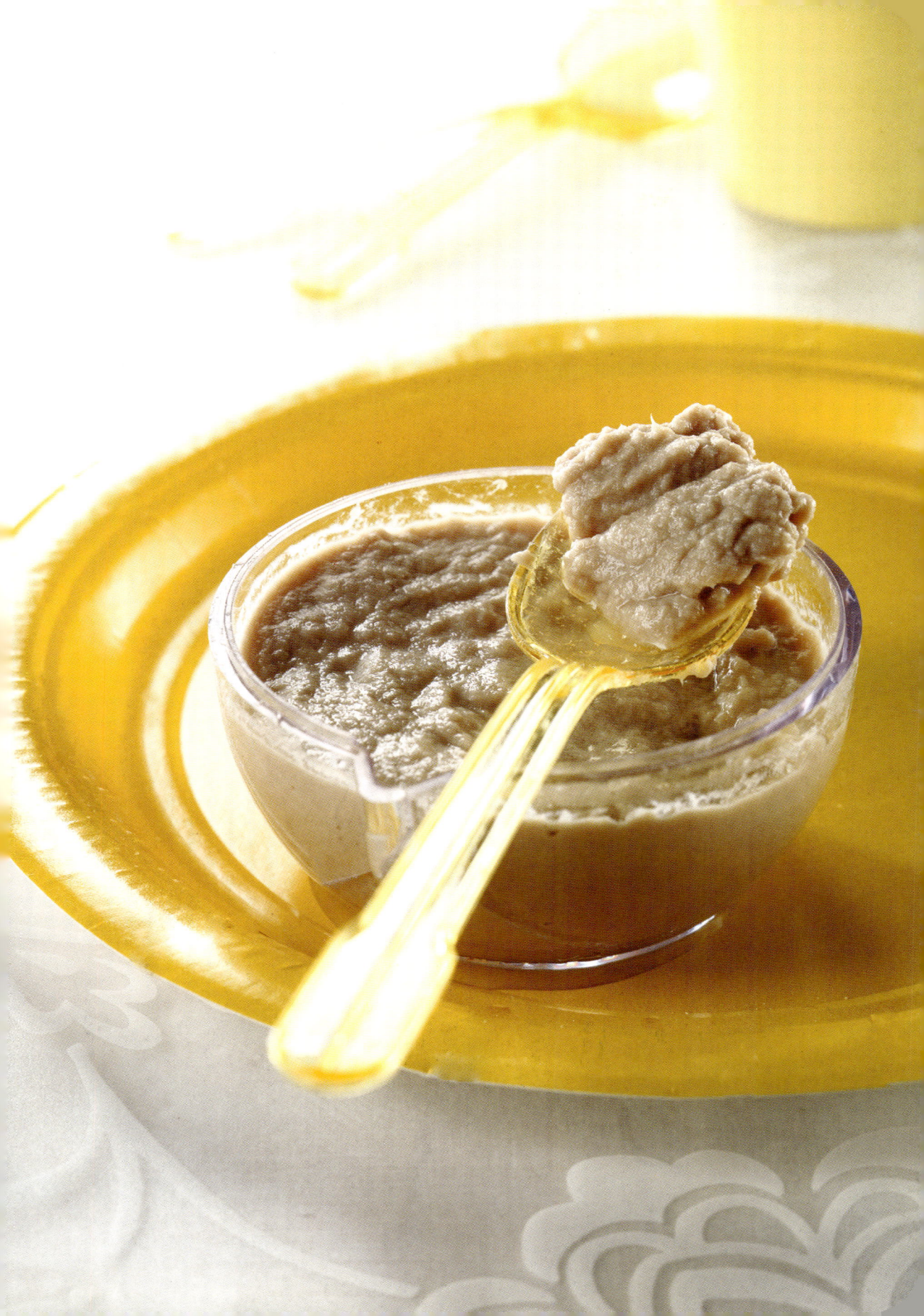

BISCUITS
à l'avoine

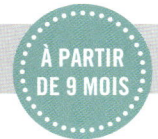

36 biscuits • PRÉPARATION : 10 minutes • CUISSON : 10 minutes

INGRÉDIENTS

70 g (1 tasse) de céréales enrichies pour bébés

50 g (½ tasse) de flocons d'avoine à cuisson rapide

65 g (½ tasse) de farine tout usage

1 c. à café de bicarbonate de soude

½ c. à café de muscade moulue

80 g (⅓ tasse) de beurre non salé

50 g (¼ tasse) de cassonade

80 g (⅓ tasse) de compote de pommes non sucrée

2 œufs

1 c. à café d'extrait de vanille

PRÉPARATION

Placer la grille dans le tiers supérieur du four avant de préchauffer à 190 °C (375 °F).

Dans un bol, mélanger les céréales, les flocons d'avoine, la farine, le bicarbonate de soude et la muscade.

Dans un autre bol, au batteur électrique, mélanger le beurre et la cassonade jusqu'à consistance crémeuse. En battant, incorporer la compote, puis les œufs un à un et la vanille. Verser la préparation sur les ingrédients secs et mélanger délicatement.

Sur deux plaques de cuisson tapissées de papier parchemin, à l'aide d'une cuillère, déposer environ 1 c. à soupe de pâte par biscuit en les espaçant d'environ 2 cm (¾ po).

Cuire au four pendant 10 minutes ou jusqu'à ce que les biscuits soient légèrement dorés. Laisser refroidir sur une grille.

• • • • • • • • • • • • • •

VARIANTE

Ajoutez 25 g (¼ tasse) de poudre d'amandes ou de noisettes pour varier la saveur et ajouter des protéines et de bons gras.

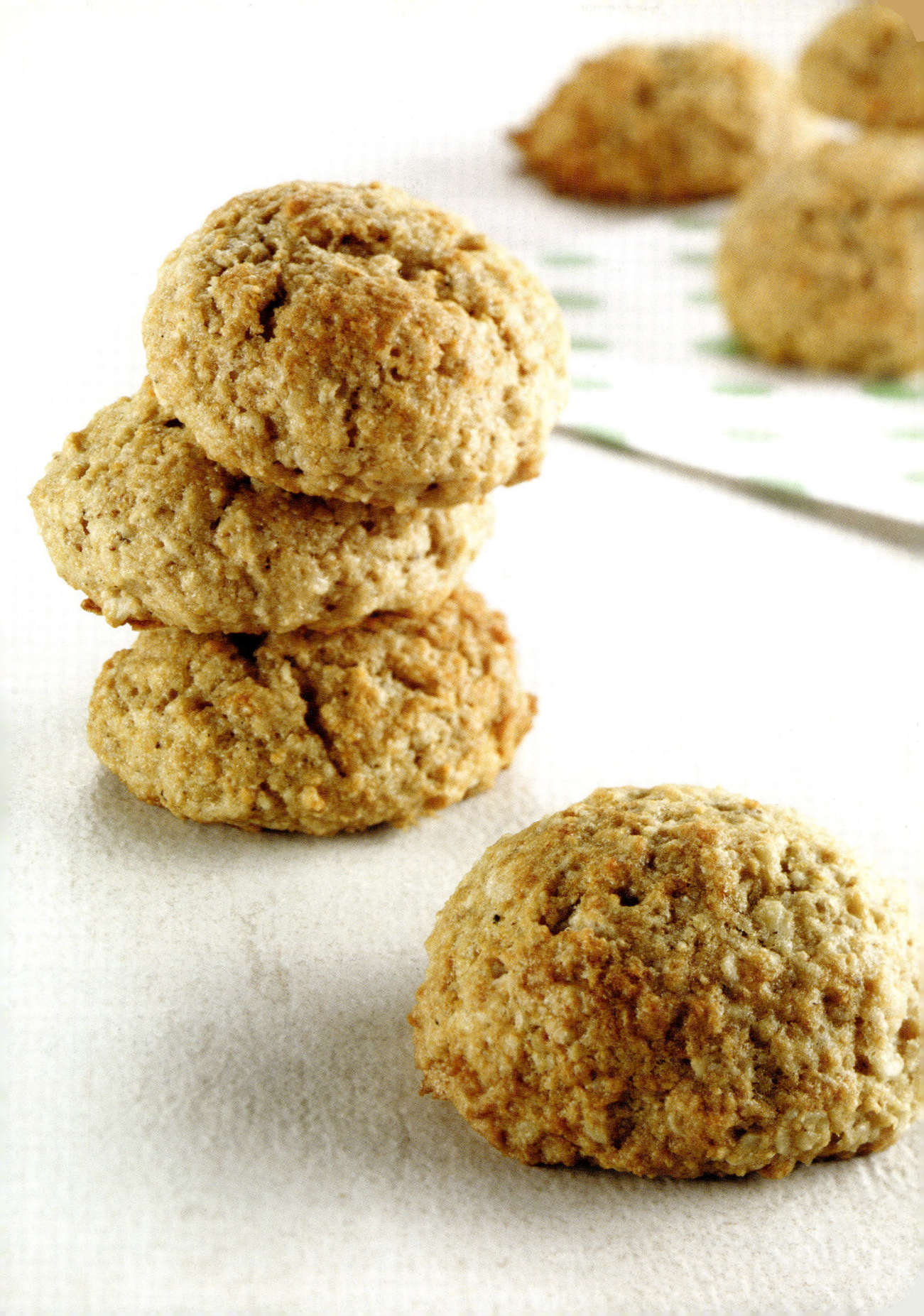

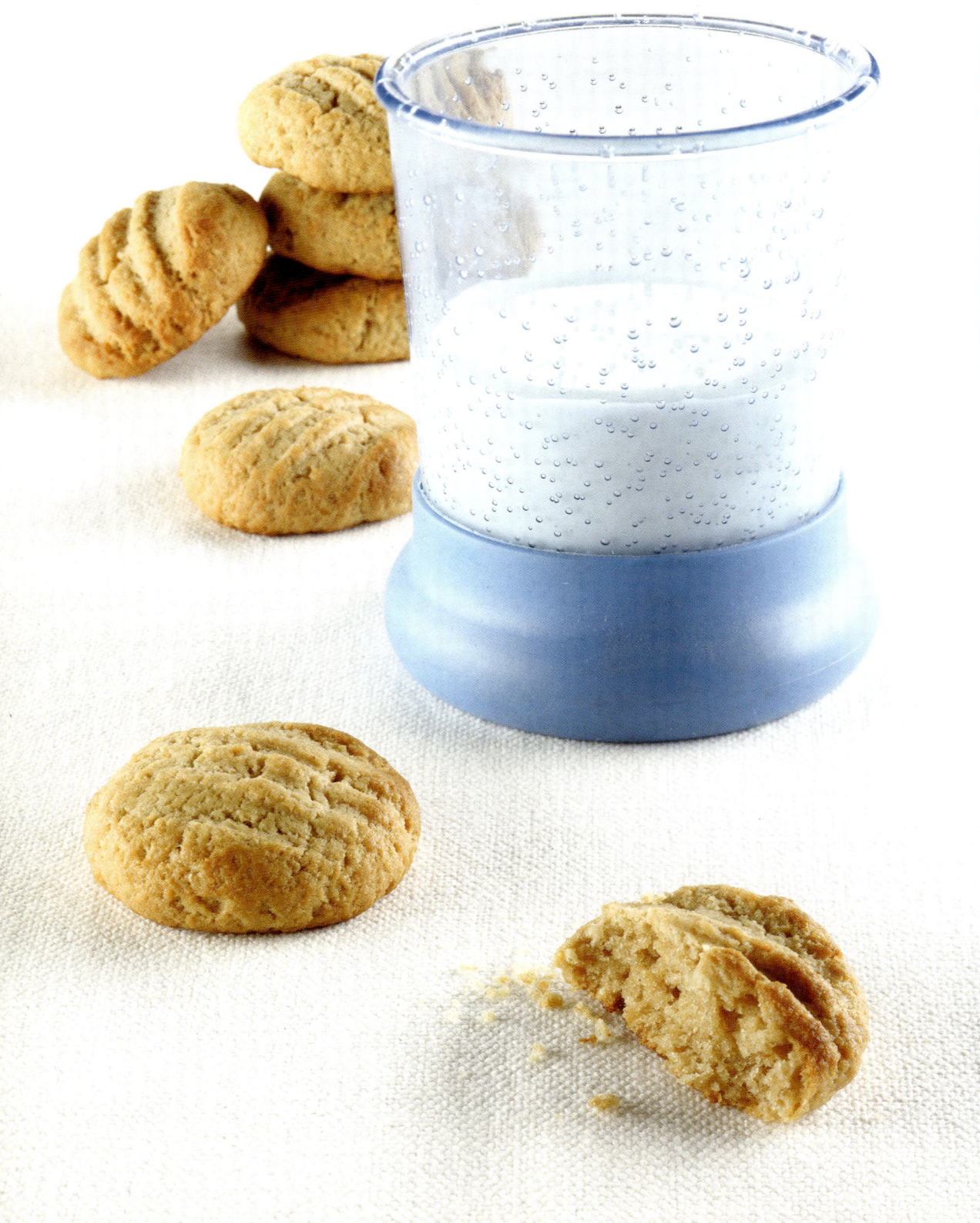

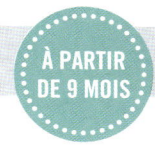

À PARTIR DE 9 MOIS

BISCUITS
au beurre d'arachide

24 biscuits • PRÉPARATION : 15 minutes • CUISSON : 10 minutes

PRÉPARATION

Placer la grille dans le tiers supérieur du four avant de préchauffer à 190 °C (375 °F).

Dans un bol, mélanger la farine, les céréales et la levure chimique.

Dans un autre bol, au batteur électrique, mélanger le beurre, le beurre d'arachide et le sucre jusqu'à consistance crémeuse. Incorporer la compote et l'œuf en fouettant jusqu'à ce que la préparation soit homogène. À l'aide d'une cuillère en bois, incorporer le mélange de farine et de céréales.

Sur deux plaques de cuisson tapissées de papier parchemin, à l'aide d'une cuillère à soupe, répartir des boules de pâte en les espaçant de 2 cm (¾ po). Écraser légèrement les biscuits avec une fourchette.

Cuire au four pendant 10 minutes ou jusqu'à ce que les biscuits soient dorés. Laisser refroidir sur la plaque.

INGRÉDIENTS

65 g (½ tasse) de farine de blé entier

35 g (½ tasse) de céréales enrichies pour bébés

½ c. à café de levure chimique (poudre à pâte)

60 g (¼ tasse) de beurre ramolli

90 g (⅓ tasse) de beurre d'arachide naturel crémeux

2 c. à soupe de sucre

80 g (⅓ tasse) de compote de pommes non sucrée

1 œuf

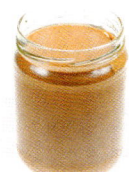

INFO BÉBÉS

Il est recommandé d'habituer bébé au beurre d'arachide naturel (fait uniquement d'arachides, sans ajout de sucre, de sel, d'huile et d'additifs).

MINI MUFFINS
à la banane et à la cardamome

20 mini muffins • PRÉPARATION : 10 minutes • CUISSON : 20 minutes

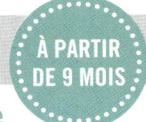
À PARTIR DE 9 MOIS

INGRÉDIENTS

130 g (½ tasse) de yogourt grec nature ou de yogourt nature

½ c. à café de bicarbonate de soude

65 g (½ tasse) de farine tout usage

90 g (½ tasse) de crème de blé

1 c. à café de levure chimique (poudre à pâte)

¼ c. à café de cardamome moulue

¼ c. à café de sel

125 ml (½ tasse) d'huile de canola

1 c. à soupe de cassonade

1 œuf

1 banane, écrasée

PRÉPARATION

Placer la grille au centre du four avant de préchauffer à 180 °C (350 °F).

Dans un bol, mélanger le yogourt et le bicarbonate de soude. (Prévoir un bol d'une contenance d'au moins 500 ml [2 tasses], car le yogourt gonfle.) Laisser reposer 5 minutes.

Pendant ce temps, dans un autre bol, mélanger la farine, la crème de blé, la levure chimique, la cardamome et le sel.

Dans un autre bol, à l'aide d'un fouet, mélanger l'huile et la cassonade. Ajouter l'œuf en fouettant, puis la banane et le yogourt. Bien mélanger. Ajouter les ingrédients secs et mélanger délicatement avec une cuillère en bois.

Répartir la pâte dans de petits moules à muffins antiadhésifs ou en silicone en les remplissant aux deux tiers. Cuire au four pendant 20 minutes ou jusqu'à ce qu'un cure-dents inséré au milieu en ressorte propre. Laisser refroidir à température ambiante avant de démouler.

VARIANTES

- Si vous n'avez pas de petits moules à muffins, utilisez des moules de taille ordinaire. Prolongez alors la cuisson d'environ 10 minutes.

- Vous pouvez remplacer la cardamome par de la cannelle ou de la muscade moulue.

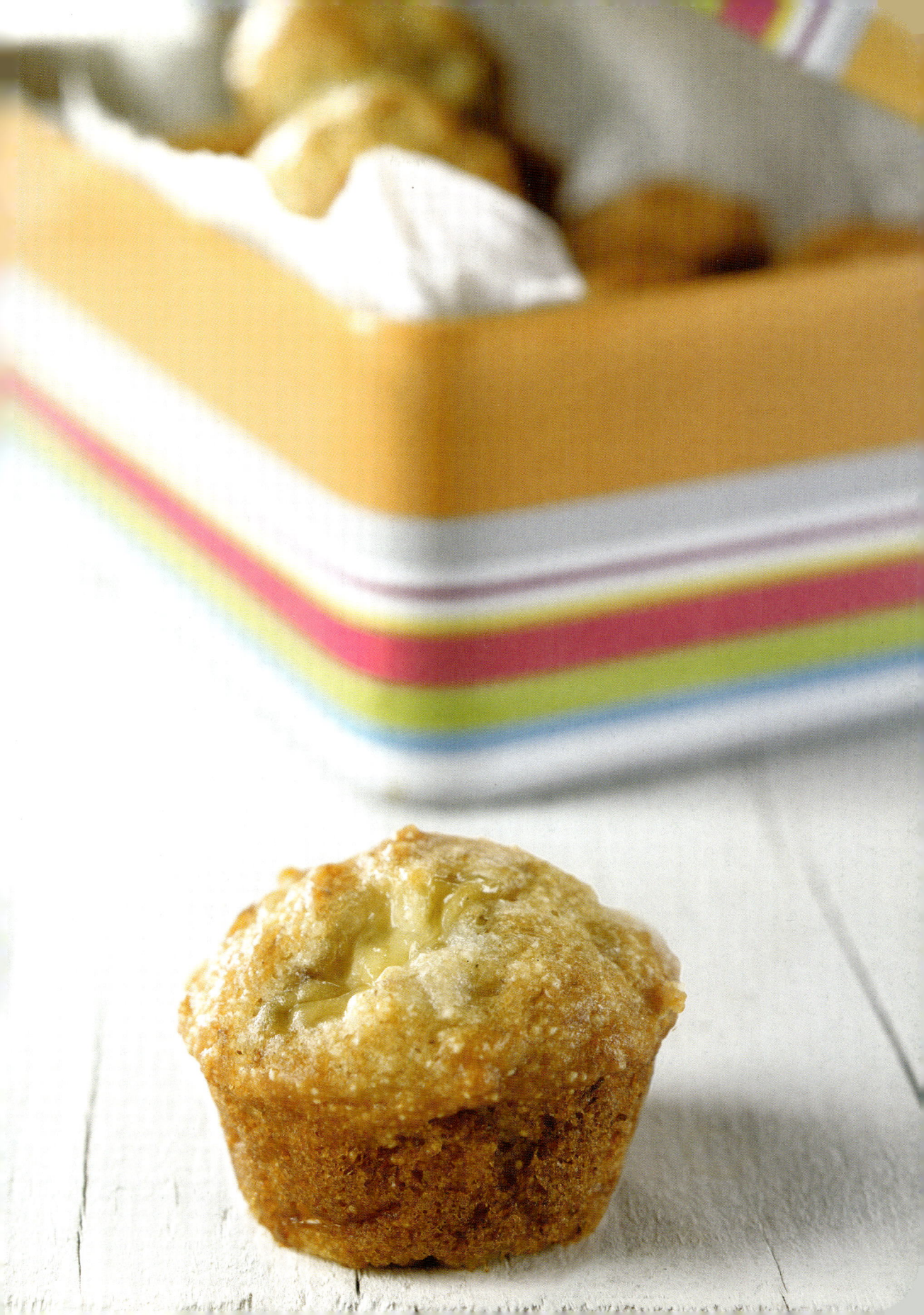

MINI MUFFINS
aux pruneaux

À PARTIR DE 9 MOIS

36 mini muffins • PRÉPARATION : 20 minutes • CUISSON : 15 minutes

INGRÉDIENTS

130 g (1 tasse) de farine tout usage

70 g (1 tasse) de céréales enrichies pour bébés

1 c. à café de levure chimique (poudre à pâte)

½ c. à café de bicarbonate de soude

¼ c. à café de sel

125 ml (½ tasse) d'huile de canola

50 g (¼ tasse) de sucre

2 œufs

315 g (1 tasse) de purée de pruneaux (voir recette p. 136)

130 g (½ tasse) de yogourt grec nature ou de yogourt nature

Le zeste de 1 orange bien lavée

1 c. à café d'extrait de vanille

PRÉPARATION

Placer la grille au centre du four avant de préchauffer à 180 °C (350 °F).

Dans un bol, mélanger la farine, les céréales, la levure chimique, le bicarbonate de soude et le sel.

Dans un autre bol, à l'aide d'un fouet, mélanger l'huile et le sucre. Ajouter les œufs un à un en fouettant après chaque addition. Ajouter la purée de pruneaux, le yogourt, le zeste d'orange et la vanille. Mélanger. Ajouter les ingrédients secs et mélanger délicatement.

Répartir la pâte dans des petits moules à muffins antiadhésifs ou en silicone en les remplissant aux deux tiers. Cuire au four pendant 15 minutes ou jusqu'à ce qu'un cure-dents inséré au milieu en ressorte propre. Laisser refroidir avant de démouler.

• • • • • • • • • • • • • • •

VARIANTE

Si vous n'avez pas de petits moules à muffins, utilisez des moules de taille ordinaire. Prolongez alors la cuisson d'environ 10 minutes.

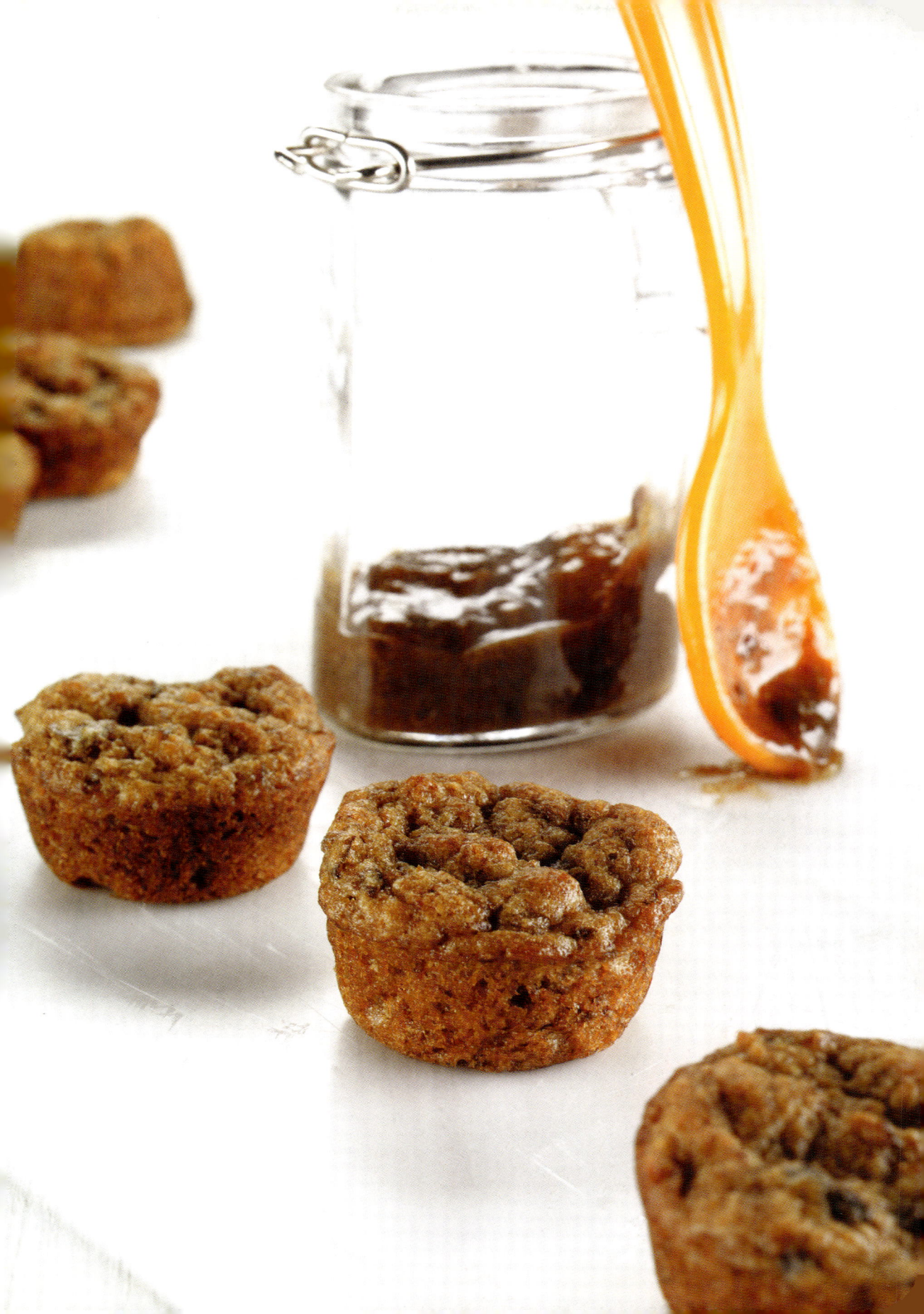

PANCAKES
à la poire

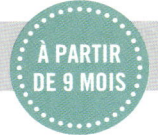

5 pancakes • PRÉPARATION : 15 minutes • CUISSON : 30 minutes

INGRÉDIENTS

1 œuf

250 ml (1 tasse) de lait

1 c. à café d'extrait de vanille

1 poire, lavée et râpée

65 g (½ tasse) de farine de blé entier

45 g (¼ tasse) de crème de blé

PRÉPARATION

Dans un bol, à l'aide d'un fouet, mélanger l'œuf et le lait. Ajouter la vanille et la poire.

Dans un autre bol, mélanger la farine et la crème de blé. À l'aide d'une cuillère en bois, incorporer à la préparation précédente. Mélanger délicatement.

Dans une petite poêle antiadhésive, à feu moyen-doux, verser environ 80 ml (⅓ tasse) de pâte. Cuire 3 minutes ou jusqu'à ce que le dessous du pancake soit doré. Retourner et poursuivre la cuisson quelques minutes pour dorer le deuxième côté. Répéter avec le reste de pâte.

Accompagnement : Servir les pancakes nature ou avec du yogourt nature, de la compote de fruits ou une fine couche de beurre d'amande.

INFO BÉBÉS

Comme les céréales enrichies pour bébés, la crème de blé est elle aussi riche en fer.

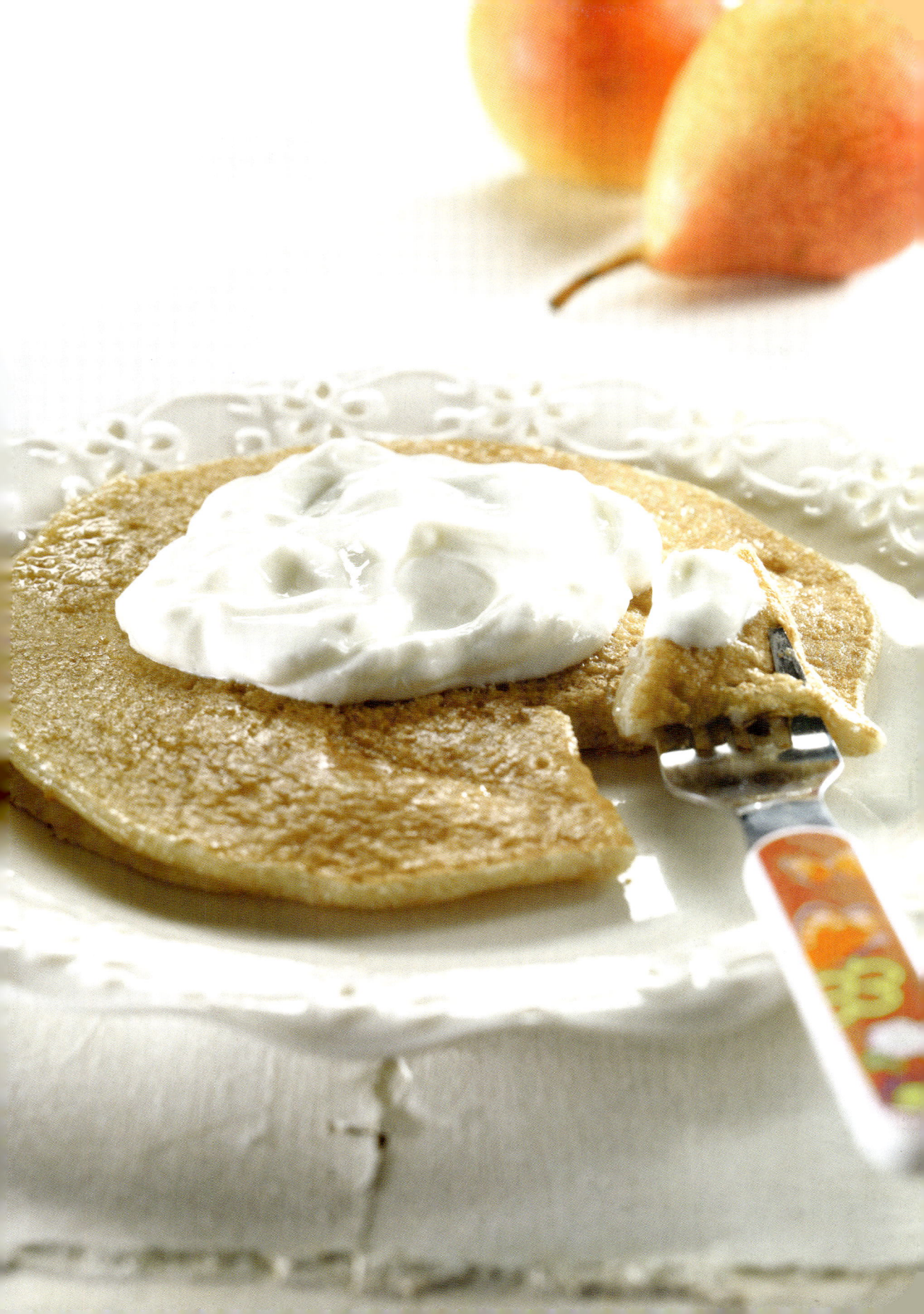

POUDING
à la banane

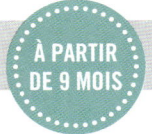

À PARTIR DE 9 MOIS

4 portions • PRÉPARATION : 5 minutes • RÉFRIGÉRATION : 2 heures

INGRÉDIENTS

125 ml (½ tasse) de boisson de soya nature

1 banane bien mûre

130 g (½ tasse) de yogourt nature ou de yogourt grec nature

½ c. à café d'extrait de vanille

2 c. à soupe de graines de chia

1 anis étoilé

PRÉPARATION

Au mélangeur ou au pied-mélangeur, mixer la boisson de soya et la banane jusqu'à consistance homogène.

Incorporer le yogourt, la vanille, les graines de chia et l'anis.

Verser dans un contenant hermétique et réfrigérer au moins 2 heures. Retirer l'anis avant de servir.

VARIANTE

Vous pouvez remplacer la boisson de soya par du lait de coco ou une boisson d'amande. Toutefois, la boisson de soya est le choix le plus nourrissant.

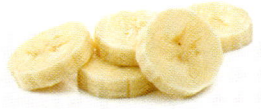

INFO BÉBÉS

Les bébés se contentent facilement de la saveur naturellement sucrée des aliments. Il est important de leur donner de bonnes habitudes.

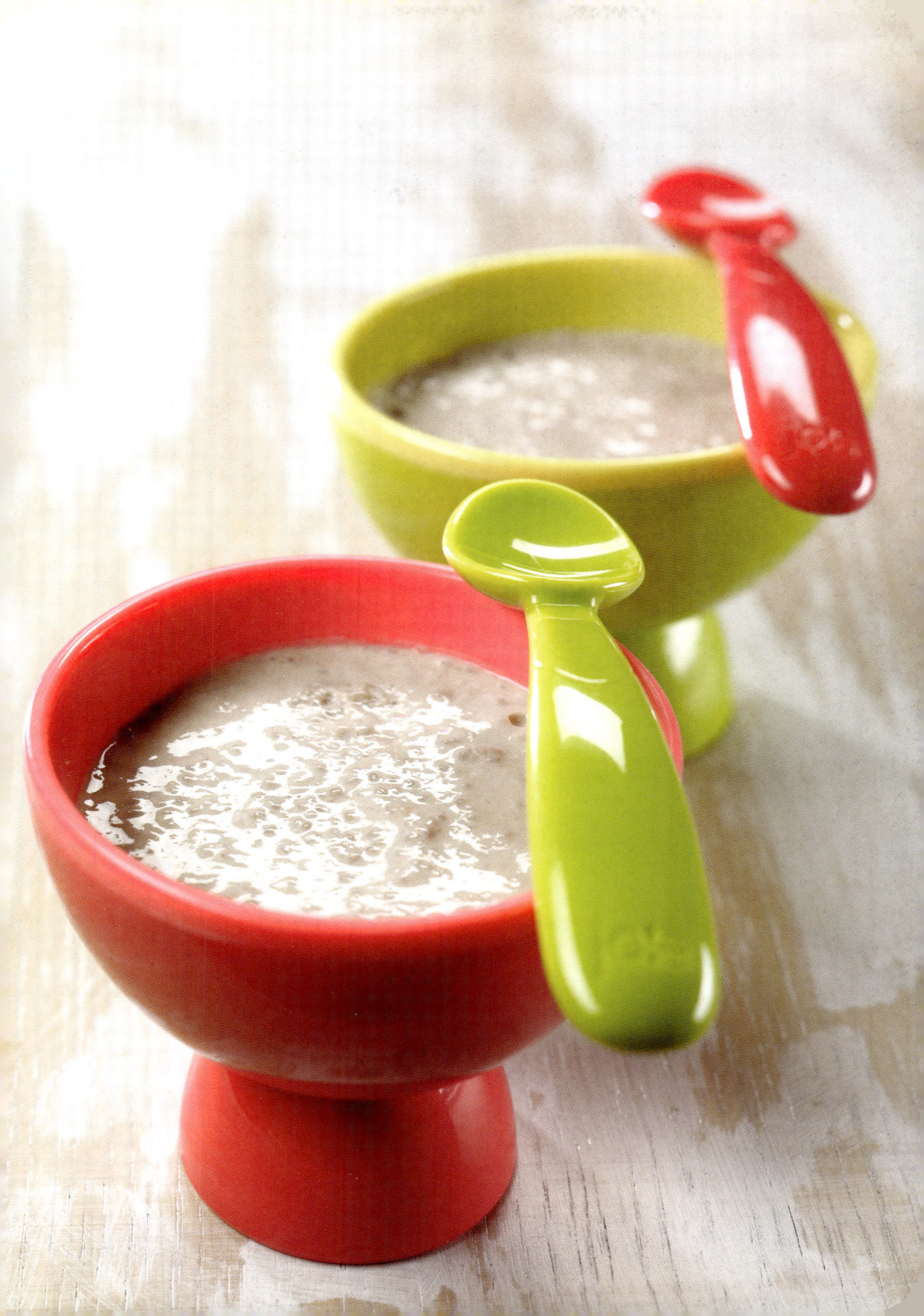

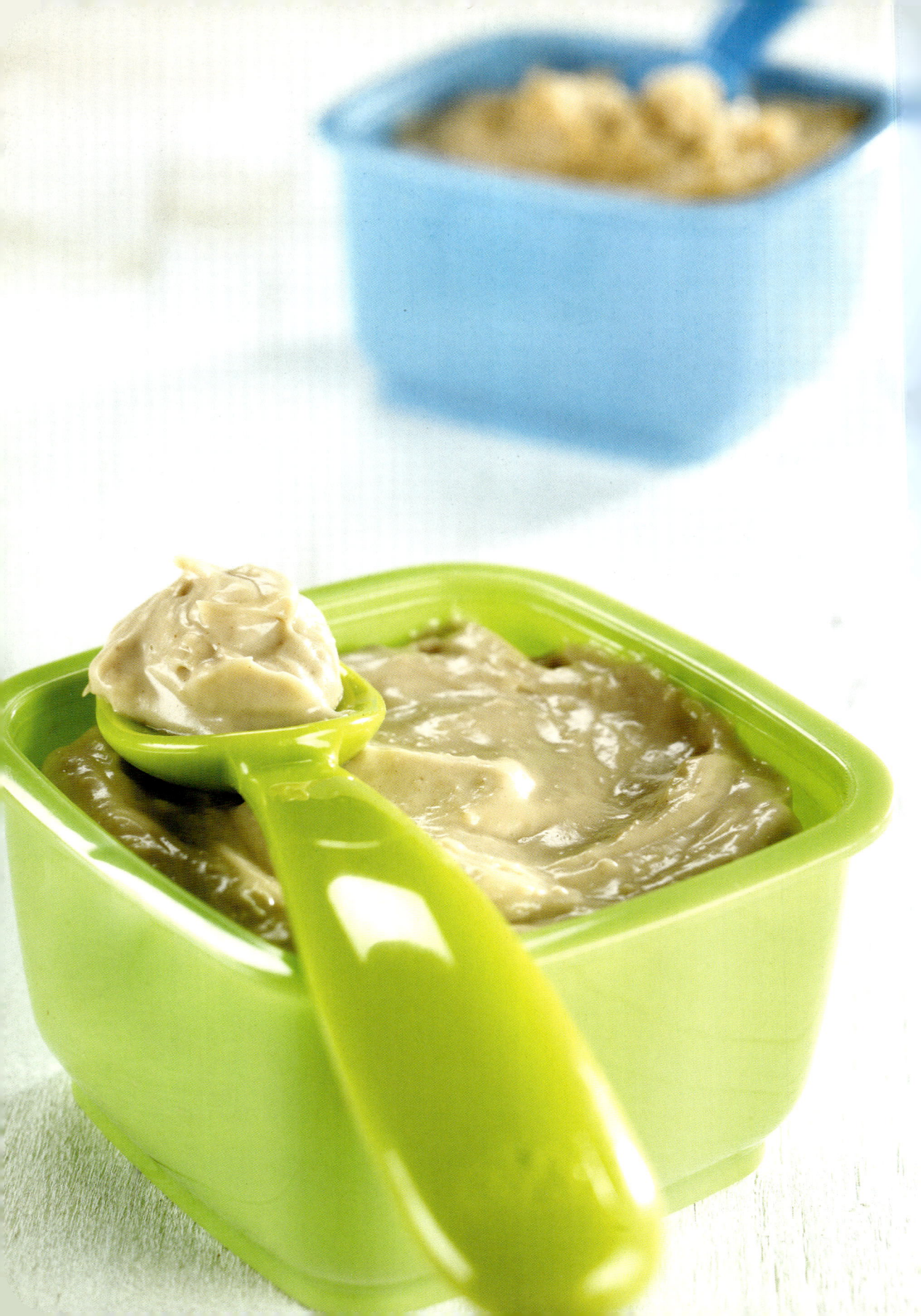

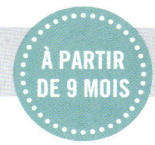

À PARTIR DE 9 MOIS

POUDING
au beurre d'arachide

4 portions • PRÉPARATION : 10 minutes • CUISSON : 5 minutes

PRÉPARATION

Dans une petite casserole, mélanger tous les ingrédients à l'aide d'un fouet. Chauffer à feu moyen-doux en remuant constamment pendant 6 minutes ou jusqu'à ce que la préparation épaississe.

Verser dans un contenant hermétique. Poser une pellicule plastique directement sur le pouding afin d'éviter la formation d'une croûte.

Servir tiède ou réfrigérer.

INGRÉDIENTS

250 ml (1 tasse) de boisson de soya

90 g (⅓ tasse) de beurre d'arachide naturel crémeux

1 c. à soupe de sirop d'érable

2 c. à soupe de fécule de maïs

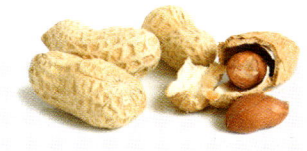

INFO BÉBÉS

Éviter les arachides ne permet pas de prévenir une allergie. Au contraire, c'est en offrant des arachides à bébé dès son plus jeune âge qu'on préviendrait le mieux cette allergie.

SCONES
aux bleuets

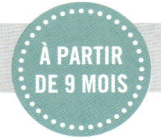

8 portions • PRÉPARATION : 20 minutes • CUISSON : 20 minutes

INGRÉDIENTS

65 g (½ tasse) de farine tout usage

70 g (1 tasse) de céréales enrichies pour bébés

1 c. à café de levure chimique (poudre à pâte)

1 c. à soupe de sucre

¼ c. à café de sel

Le zeste de 1 citron bien lavé

3 c. à soupe de beurre non salé froid, en dés

125 ml (½ tasse) de lait

75 g (½ tasse) de bleuets frais (voir *Conseil pratique*)

PRÉPARATION

Placer la grille dans le tiers supérieur du four avant de préchauffer à 190 °C (375 °F).

Au robot culinaire, mélanger la farine, les céréales, la levure chimique, le sucre, le sel et le zeste de citron. Incorporer le beurre en mélangeant à plusieurs reprises pendant quelques secondes jusqu'à consistance granuleuse. Ajouter le lait et mélanger délicatement.

Sur la plaque de cuisson recouverte de papier parchemin, déposer la moitié de la pâte. Avec les mains ou un rouleau à pâtisserie, former un disque d'une épaisseur d'environ 2 cm (¾ po). Répartir les fruits sur la pâte.

Sur le plan de travail, avec le reste de pâte, préparer un deuxième disque de même diamètre que le premier. Le déposer sur les bleuets. Presser à l'aide des mains ou d'un rouleau à pâtisserie. Couper en 8 pointes, puis les espacer légèrement.

Cuire au four pendant 20 minutes ou jusqu'à ce que les scones soient dorés. Laisser refroidir sur la plaque.

VARIANTE

Variez les petits fruits (ex. : framboises, fraises, pêches en dés) et utilisez le zeste de l'agrume de votre choix. Vous pouvez aussi faire tout simplement des scones au citron sans ajouter de fruits.

CONSEIL PRATIQUE

Idéalement, utilisez des bleuets frais, car les bleuets surgelés colorent la pâte. Les scones sont tout de même délicieux.

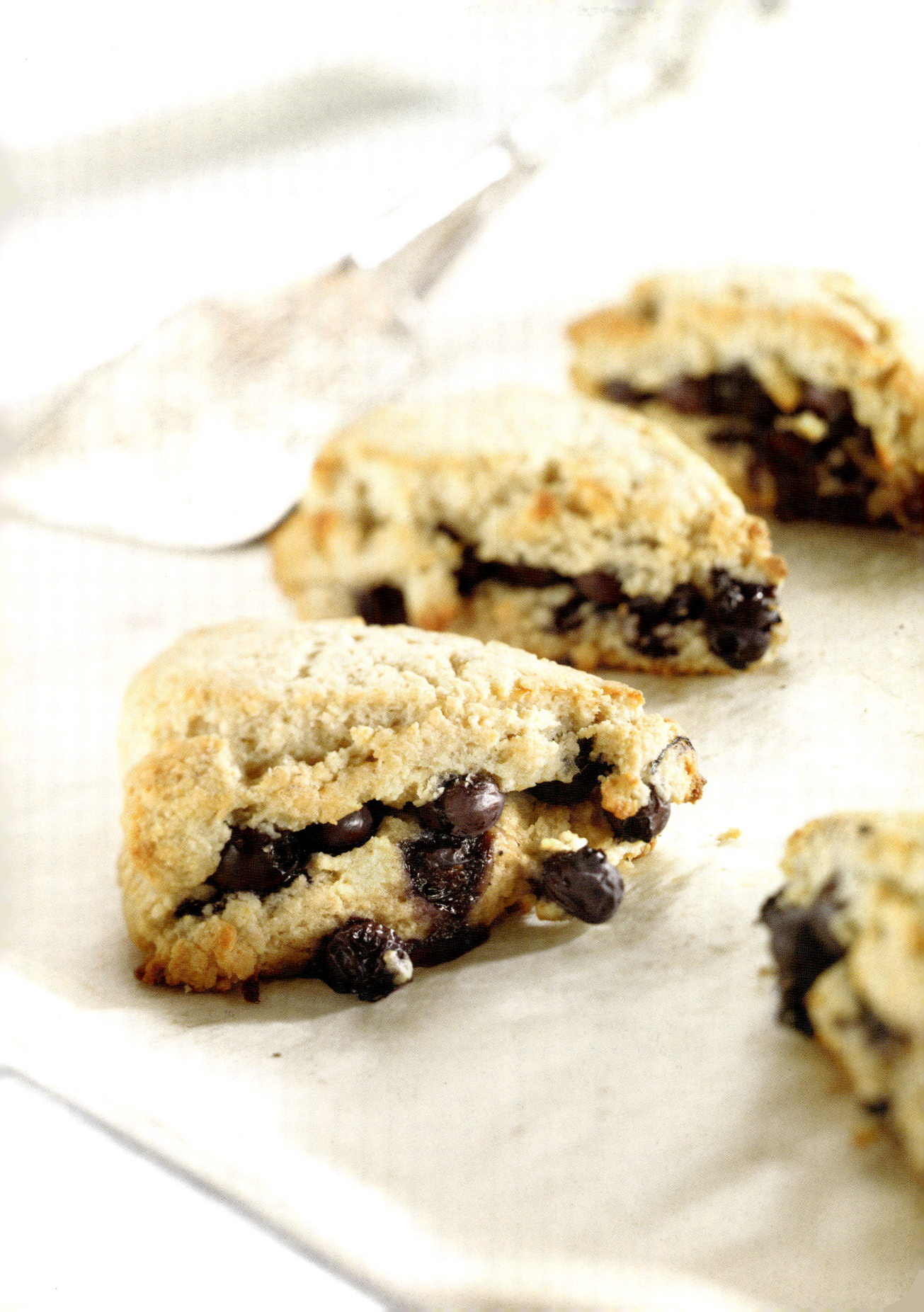

TOFU À L'ÉRABLE
et à la cannelle

À PARTIR DE 9 MOIS

1 portion • PRÉPARATION : 10 minutes • CUISSON : 10 minutes

INGRÉDIENTS

60 g (2 oz) de tofu ferme, en dés

2 c. à café de sirop d'érable

2 c. à soupe d'eau

1 c. à soupe de fécule de maïs

½ c. à café de cannelle moulue

1 c. à soupe d'huile de canola ou d'arachide

PRÉPARATION

À l'aide d'un papier absorbant, presser le tofu pour retirer l'excédent d'eau.

Dans un petit bol, mélanger le sirop d'érable et l'eau. Réserver.

Dans un bol, mélanger la fécule de maïs et la cannelle. Ajouter ensuite le tofu et bien enrober les dés.

Dans une poêle, à feu moyen-vif, chauffer l'huile et faire dorer le tofu pendant 8 minutes en remuant de temps à autre pour colorer toutes les faces.

Verser le sirop d'érable et laisser réduire environ 2 minutes. Laisser tiédir avant de servir.

Accompagnement : Servir avec une tranche de pain grillée et des fruits.

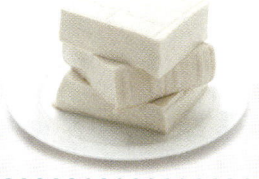

INFO BÉBÉS

Les bébés apprécient la saveur et la texture du tofu et, surtout, ils n'ont pas de préjugés envers cet aliment. Pour que celui-ci fasse naturellement partie de leur vie, il est recommandé de l'inclure régulièrement dans leur menu dès leur plus jeune âge.

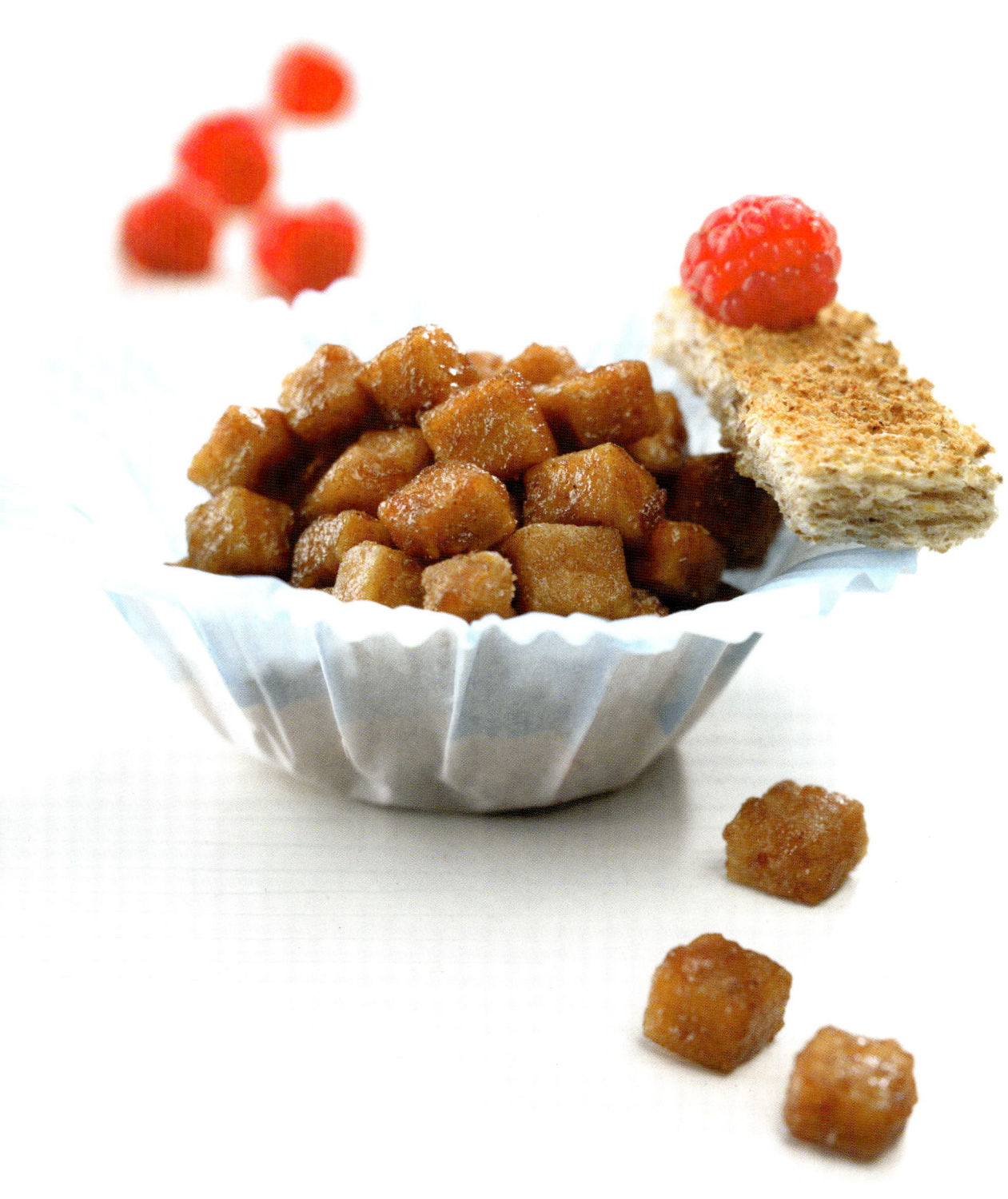

TOFU
aux fraises

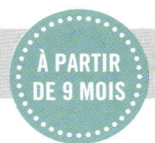

4 portions • PRÉPARATION : 15 minutes • RÉFRIGÉRATION : 2 heures

INGRÉDIENTS

470 g (3 tasses) de fraises surgelées

300 g (10 oz) de tofu soyeux

10 feuilles de basilic frais, hachées (facultatif)

2 c. à soupe de fécule de maïs

2 c. à soupe de sirop d'érable

PRÉPARATION

Dans une casserole, à feu moyen-doux, cuire les fraises pendant 5 minutes ou jusqu'à ce qu'elles soient tendres. Au pied-mélangeur, réduire les fraises en purée, puis incorporer le tofu et le basilic.

Dans un petit bol, diluer la fécule de maïs dans le sirop d'érable. Verser dans la casserole et laisser mijoter à feu doux en remuant constamment environ 5 minutes ou jusqu'à épaississement.

Répartir la préparation dans des bols à dessert ou un grand bol. Couvrir d'une pellicule plastique directement sur la préparation afin d'éviter qu'une croûte se forme à la surface. Réfrigérer au moins 2 heures avant de servir.

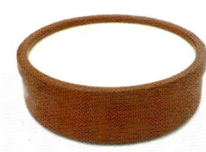

INFO BÉBÉS

Il existe du tofu soyeux aromatisé et sucré dans le commerce, mais il est préférable de privilégier la version nature.

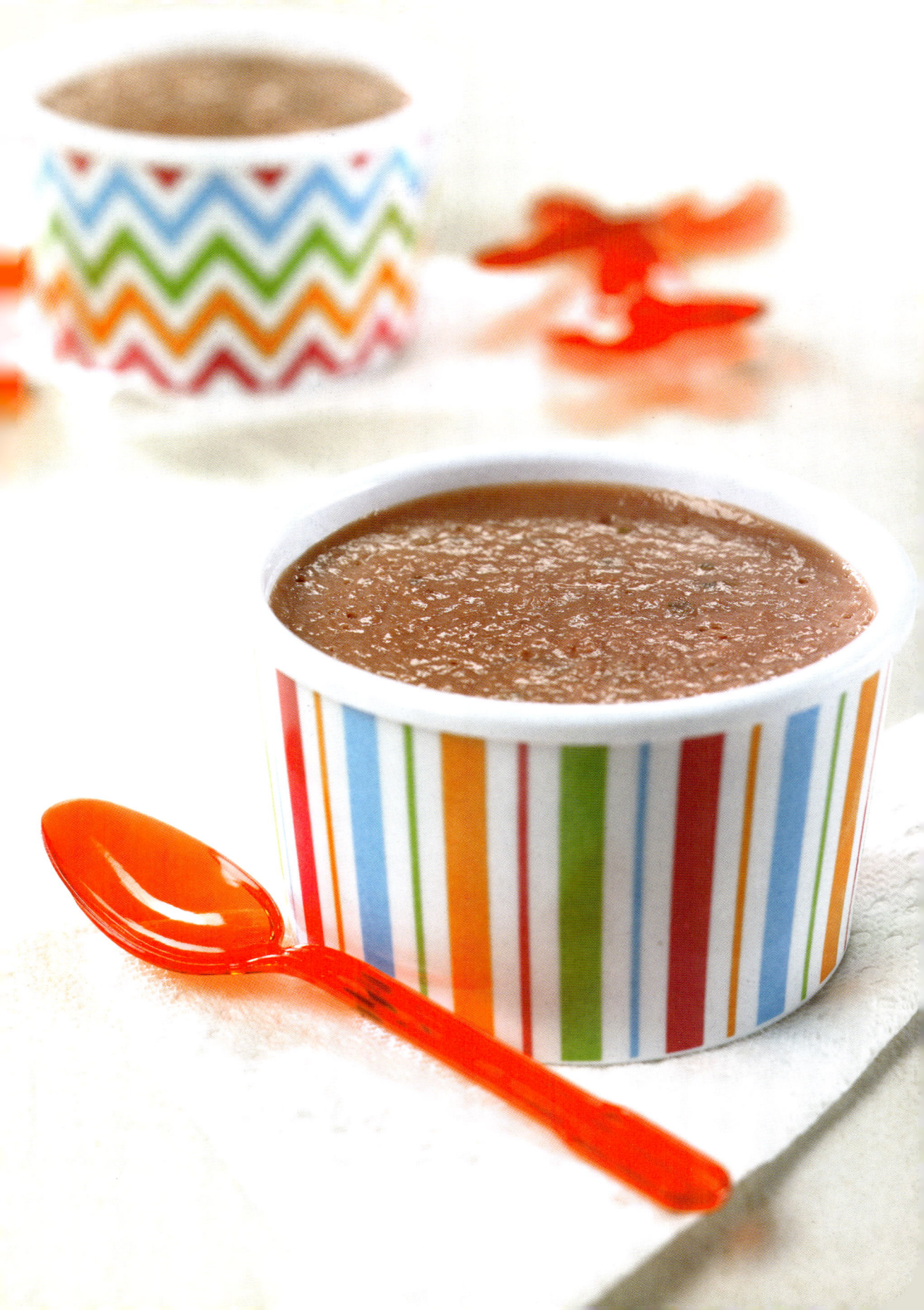

BOULETTES DE VIANDE
et de pois chiches, sauce tomate

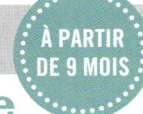
À PARTIR DE 9 MOIS

40 boulettes • PRÉPARATION : 30 minutes • CUISSON : 30 minutes

INGRÉDIENTS

Pour les boulettes

180 g (1 tasse) de pois chiches cuits ou ½ boîte de 540 ml de pois chiches en conserve, rincés et égouttés

60 ml (¼ tasse) de lait

500 g (1 lb) de veau ou de porc haché

35 g (¼ tasse) de chapelure

1 œuf, légèrement battu

25 g (¼ tasse) de parmesan râpé

2 gousses d'ail, écrasées

30 g (½ tasse) de persil frais, haché

¼ c. à café de muscade moulue

1 c. à soupe d'huile d'olive

Poivre

Pour la sauce

1 c. à soupe d'huile d'olive

1 échalote, hachée

1 gousse d'ail, écrasée

1 boîte de 796 ml de tomates broyées avec addition de purée en conserve (donne 820 g)

250 ml (1 tasse) d'eau

PRÉPARATION

Au robot culinaire ou au pied-mélangeur, réduire les pois chiches en purée avec le lait. Mettre dans un bol et ajouter le reste des ingrédients des boulettes, sauf l'huile. Avec les mains, façonner une quarantaine de boulettes d'environ 2,5 cm (1 po) de diamètre. Réserver.

Dans une casserole, à feu moyen-vif, chauffer 1 c. à soupe d'huile et faire revenir l'échalote pendant 2 minutes. Ajouter l'ail et poursuivre la cuisson 1 minute. Ajouter les tomates et l'eau. Couvrir et laisser mijoter à feu doux environ 15 minutes.

Pendant ce temps, dans une grande poêle ou un wok muni d'un couvercle, à feu moyen-vif, chauffer 1 c. à soupe d'huile et faire dorer uniformément les boulettes environ 15 minutes.

Ajouter la sauce, couvrir et laisser mijoter à feu doux au moins 15 minutes. Poivrer au goût.

Accompagnement : Servir avec un légume vert et de la polenta ou des pâtes.

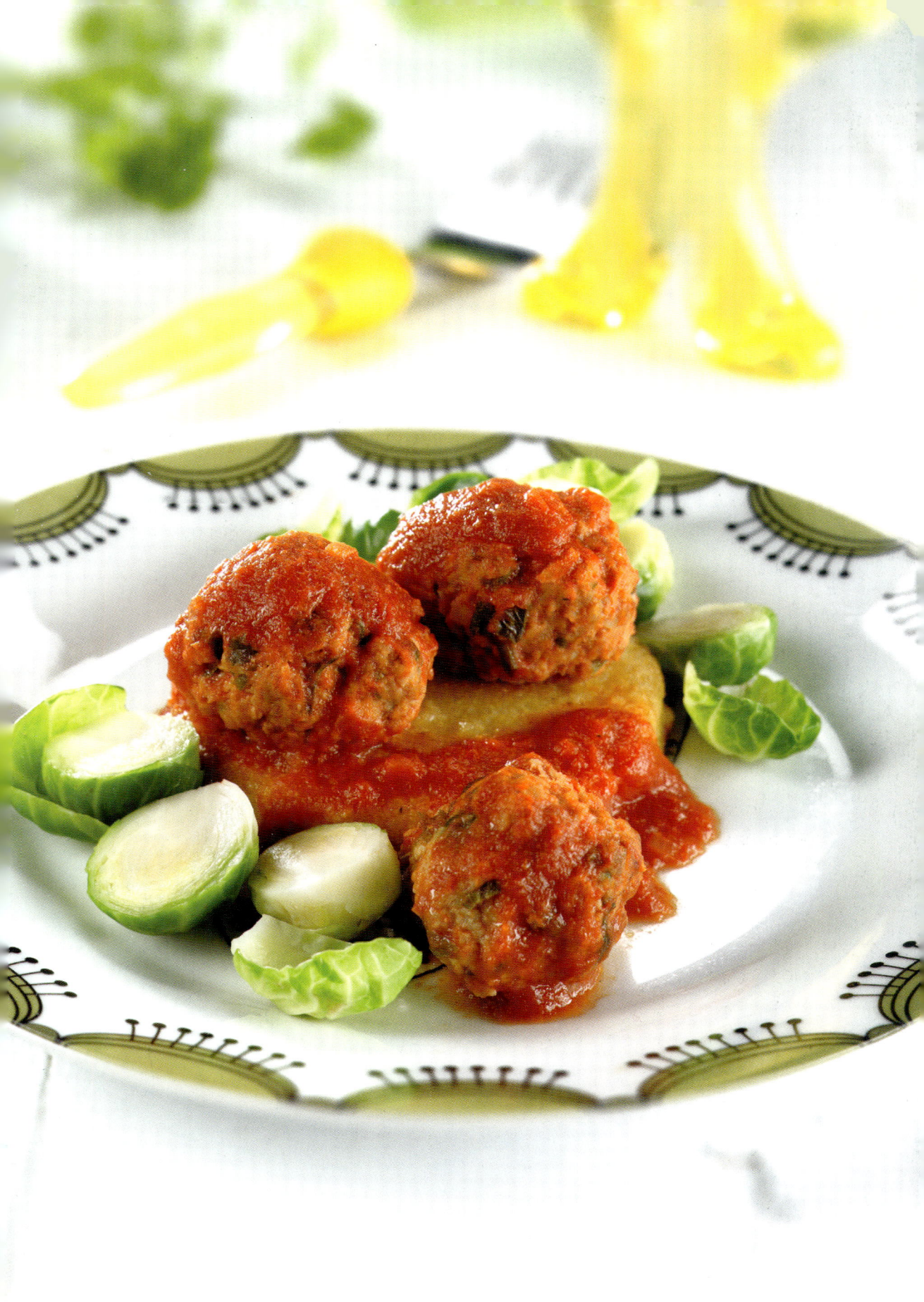

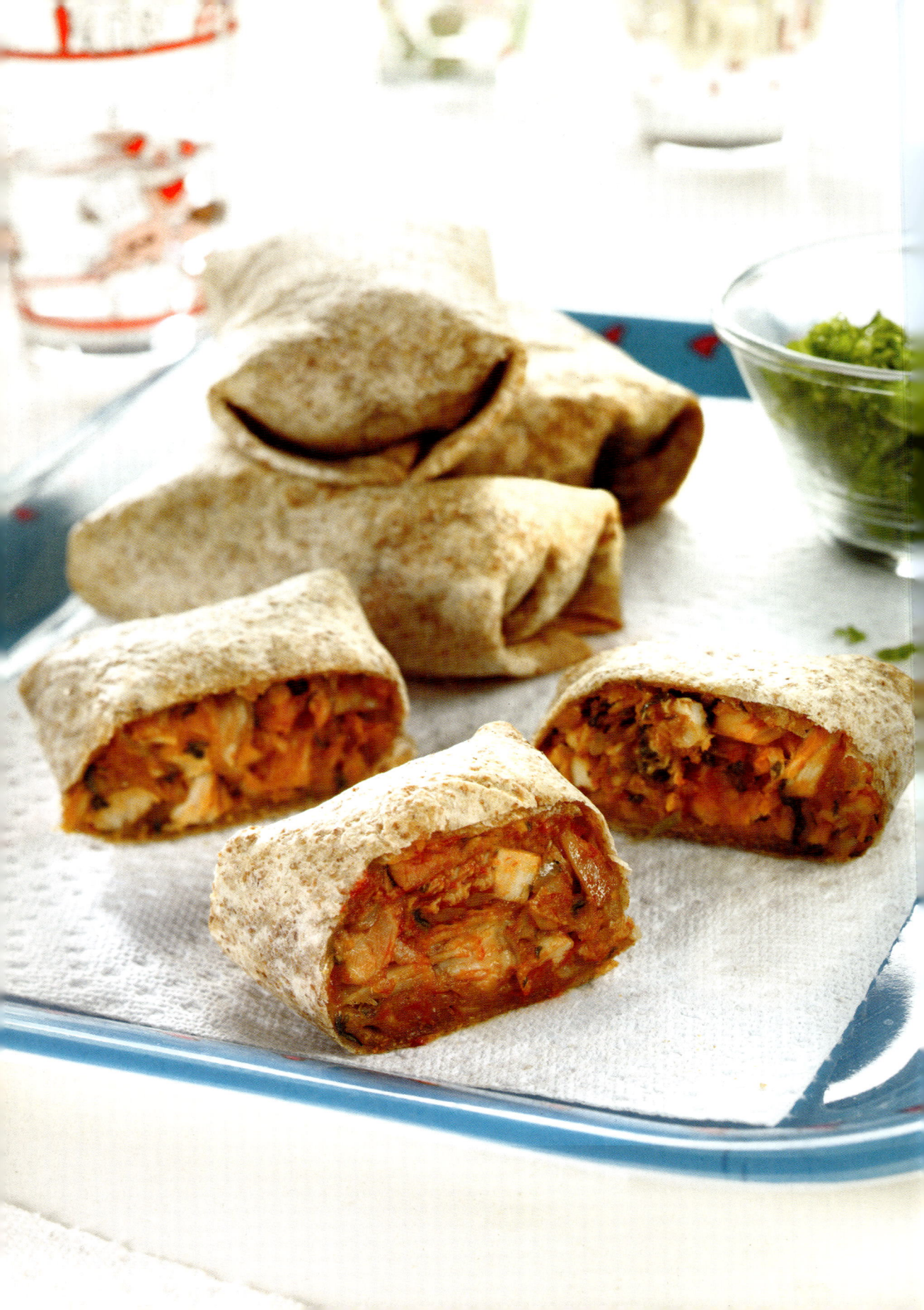

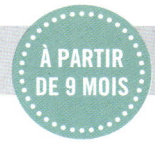

À PARTIR DE 9 MOIS

CHAUSSONS
mexicains

4 portions • PRÉPARATION : 20 minutes • CUISSON : 15 minutes

PRÉPARATION

Placer la grille au centre du four avant de préchauffer à 180 °C (350 °F).

Dans une grande poêle ou un wok, à feu moyen-vif, chauffer l'huile et faire revenir l'oignon pendant 2 minutes. Ajouter l'ail et le cumin en remuant 30 secondes. Ajouter le poulet, la pâte de tomates et le yogourt, puis remuer pendant 5 minutes ou jusqu'à ce que la préparation soit chaude. Incorporer le fromage cheddar, puis ajouter la coriandre. Poivrer.

Sur le plan de travail, répartir la préparation au centre des tortillas. Fermer chaque tortilla en pliant d'abord deux côtés opposés, puis en roulant dans l'autre sens de manière à faire un chausson.

Déposer les chaussons sur une plaque de cuisson tapissée de papier parchemin et enfourner pendant 15 minutes.

Accompagnement : Servir les chaussons avec une salade verte, hachée.

INGRÉDIENTS

1 c. à soupe d'huile d'olive

½ oignon, haché finement

2 gousses d'ail, écrasées

1 c. à soupe de cumin moulu

400 g (3 tasses) de poulet cuit

½ boîte de 156 ml de pâte de tomates en conserve (donne 85 g)

85 g (⅓ tasse) de yogourt nature ou de yogourt grec nature

120 g (1 tasse) de fromage cheddar fort, râpé

10 g (⅓ tasse) de coriandre fraîche, hachée

8 tortillas de blé entier d'environ 15 cm (6 po)

Poivre

· · · · · · · · · · · · · ·

POUR LES GRANDS

Ajoutez ½ c. à café de pâte de piment à la préparation après avoir mis de côté la portion de bébé.

CUISSES DE POULET
à l'érable

À PARTIR DE 9 MOIS

4 portions • PRÉPARATION : 10 minutes • RÉFRIGÉRATION : 4 heures • CUISSON : 50 minutes

INGRÉDIENTS

4 cuisses de poulet avec dos (environ 1 kg [2 lb])

Pour la marinade

60 ml (¼ tasse) d'huile de canola

1 c. à soupe de vinaigre balsamique

1 c. à soupe de moutarde de Dijon

2 c. à soupe de sirop d'érable

1 gousse d'ail, écrasée

PRÉPARATION

Dans un sac de congélation à fermeture hermétique, mettre tous les ingrédients de la marinade. Fermer et bien remuer. Ajouter les cuisses de poulet et les enrober de marinade. Laisser mariner dans le sac fermé au réfrigérateur pendant au moins 4 heures.

Placer la grille au centre du four avant de préchauffer à 200 °C (400 °F).

Déposer les cuisses de poulet sur une plaque de cuisson tapissée de papier parchemin et cuire au four 50 minutes ou jusqu'à ce que la viande se détache facilement de l'os.

Accompagnement : Servir avec une purée de pommes de terre et un légume vert.

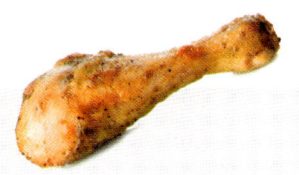

INFO BÉBÉS

Retirez la peau du poulet avant de servir votre bébé. Celle-ci permet d'obtenir une viande plus tendre durant la cuisson, mais elle n'apporte rien d'autre que du gras. Qui plus est, elle peut être difficile à mastiquer.

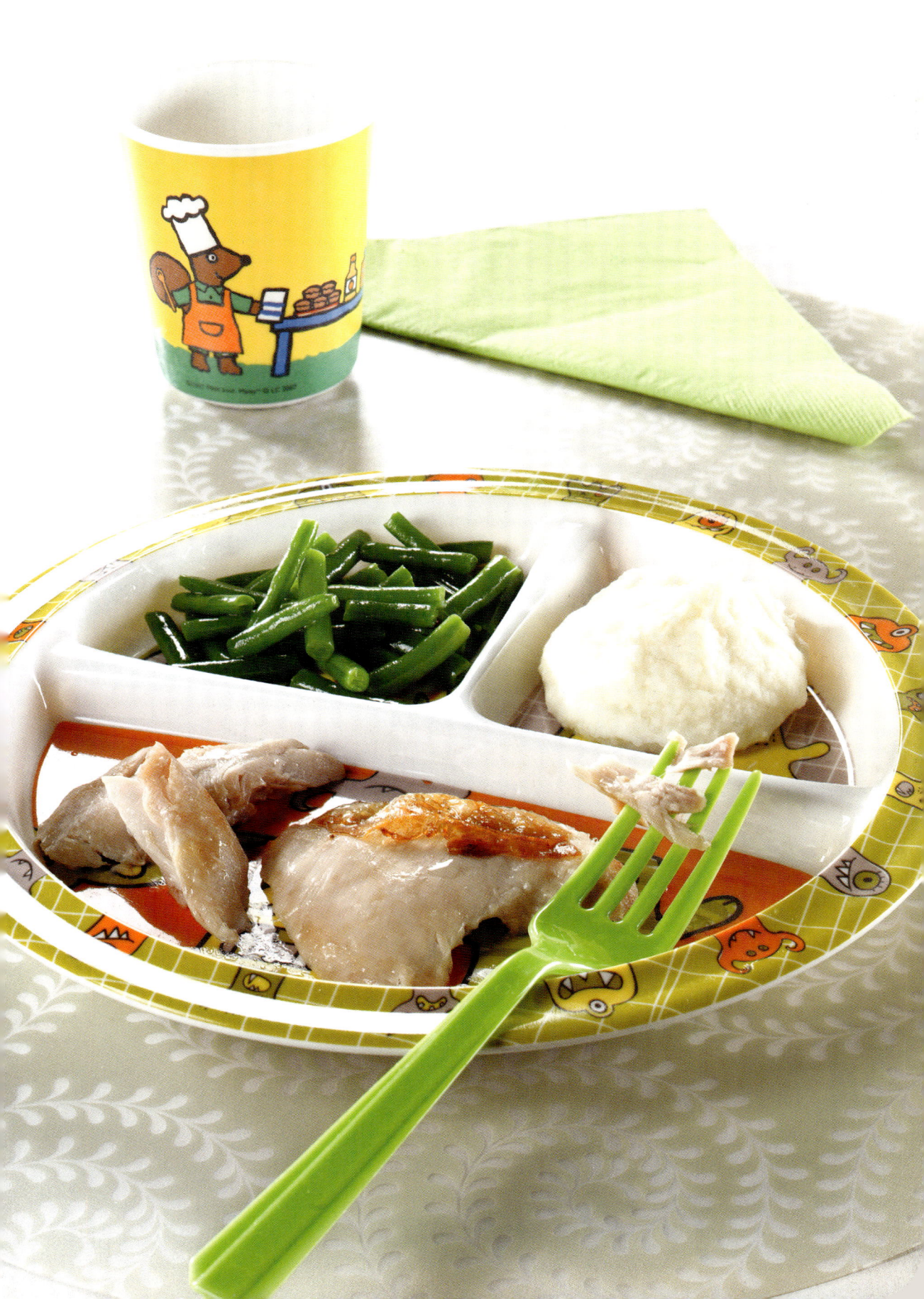

FARFALLES
à la sauce crémeuse au pesto

3 portions • PRÉPARATION : 20 minutes • CUISSON : 15 minutes

À PARTIR DE 9 MOIS

INGRÉDIENTS

2 c. à soupe d'amandes effilées

200 g (1 ¾ tasse) de farfalles ou autres pâtes courtes

40 g (1 tasse) de basilic frais, bien tassé

½ gousse d'ail, écrasée

50 g (½ tasse) de parmesan râpé

2 c. à soupe d'huile d'olive

200 g (1 tasse) de haricots blancs cuits ou ⅔ boîte de 540 ml de haricots blancs en conserve, rincés et égouttés

60 ml (¼ tasse) de crème 15 % M.G.

Poivre

PRÉPARATION

Dans une poêle, à feu moyen, faire dorer les amandes. Laisser tiédir.

Pendant ce temps, dans une casserole, à feu vif, faire bouillir de l'eau. Ajouter les pâtes et remuer pour éviter qu'elles collent au fond. Pour la cuisson, suivre les recommandations inscrites sur l'emballage.

Égoutter en réservant 125 ml (½ tasse) d'eau de cuisson.

Au robot culinaire, hacher le basilic, l'ail, le parmesan et les amandes. Ajouter l'huile en filet, puis les haricots et la crème. Mélanger jusqu'à consistance lisse. Ajouter 4 c. à soupe d'eau de cuisson réservée, puis poivrer au goût.

Dans un plat, mélanger les pâtes et le pesto. Ajouter de l'eau de cuisson au besoin, pour obtenir la consistance désirée.

Accompagnement : Servir avec des tranches de courge Butternut grillées, des carottes cuites à la vapeur ou de fines lanières de poivron cru.

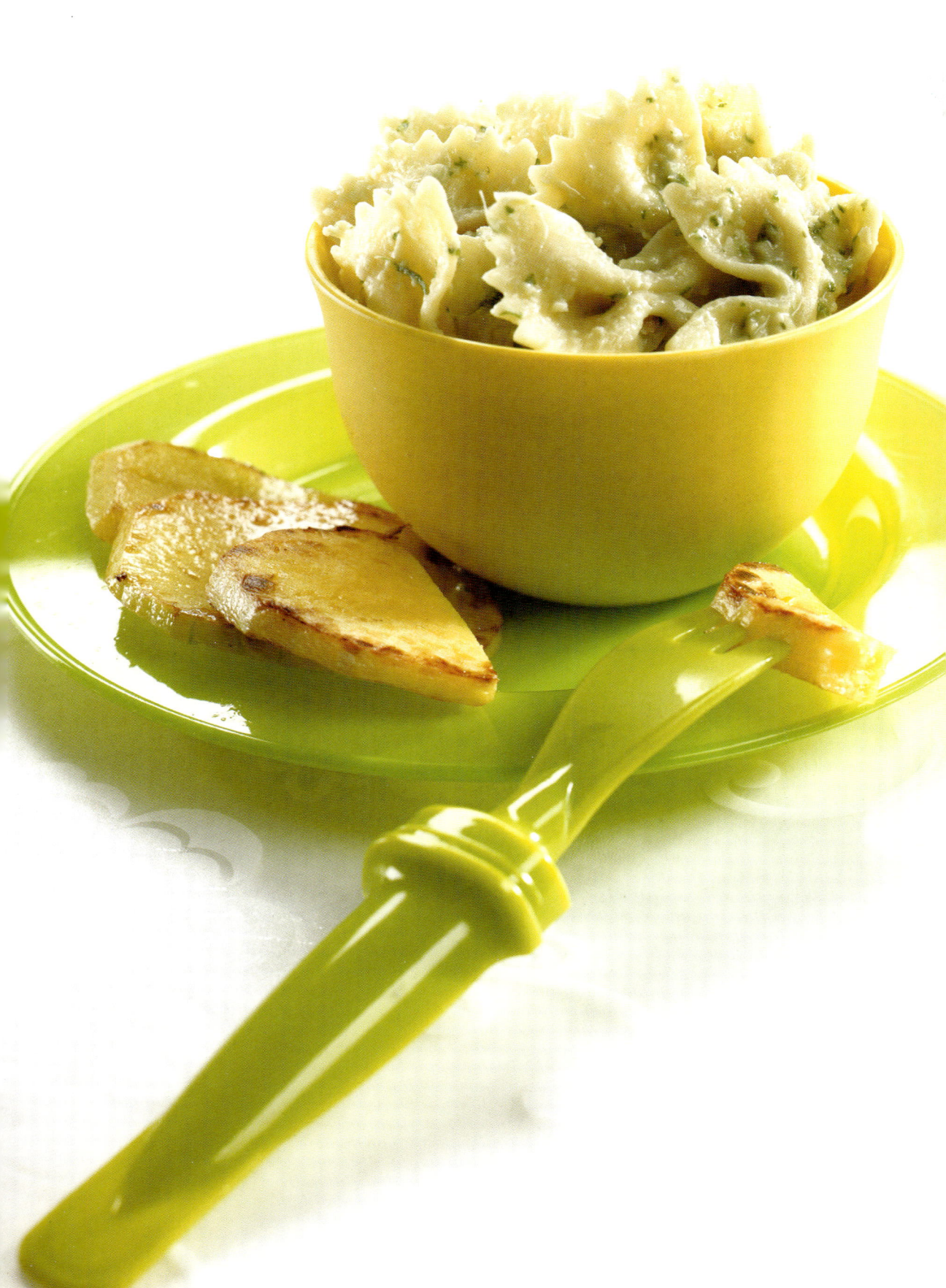

FILETS DE POISSON
croustillants aux amandes

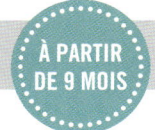

À PARTIR DE 9 MOIS

4 portions • PRÉPARATION : 15 minutes • CUISSON : 15 minutes

INGRÉDIENTS

4 à 6 filets de sole, de tilapia ou de flétan (400 g [environ 14 oz])

40 g (⅓ tasse) de farine tout usage

2 œufs

75 g (¾ tasse) d'amandes, moulues

50 g (¼ tasse) de semoule de maïs

1 c. à café d'origan séché

Le zeste de 2 citrons

2 c. à soupe d'huile d'olive ou de beurre

Sel et poivre

PRÉPARATION

Avec du papier absorbant ou un linge de cuisine propre, éponger les filets de poisson. Réserver.

Dans une assiette creuse, mettre la farine.

Dans une deuxième assiette creuse, battre les œufs.

Dans une troisième assiette creuse, mélanger les amandes, la semoule de maïs, l'origan et le zeste de citron. Saler et poivrer.

Passer les filets de poisson un à un dans la farine et laisser tomber l'excédent. Les tremper dans les œufs, puis les enrober d'amandes. Réserver dans une grande assiette.

Dans une poêle antiadhésive, à feu moyen-vif, chauffer 1 c. à soupe d'huile et cuire la moitié des filets de poisson pendant 3 minutes ou jusqu'à ce qu'ils soient dorés en dessous. Retourner et poursuivre la cuisson 3 minutes ou jusqu'à ce que la chair soit opaque. Répéter avec les autres filets dans le reste de l'huile. (On peut cuire tous les filets de poisson en même temps si la poêle est assez grande.)

Accompagnement : Servir avec des frites de patates douces au four (p. 172) et un légume vert.

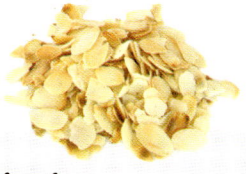

INFO BÉBÉS

L'enrobage à base d'amandes permet d'augmenter la teneur en fibres, en bons gras et en vitamines du repas, plus que la chapelure de pain souvent utilisée pour paner les aliments.

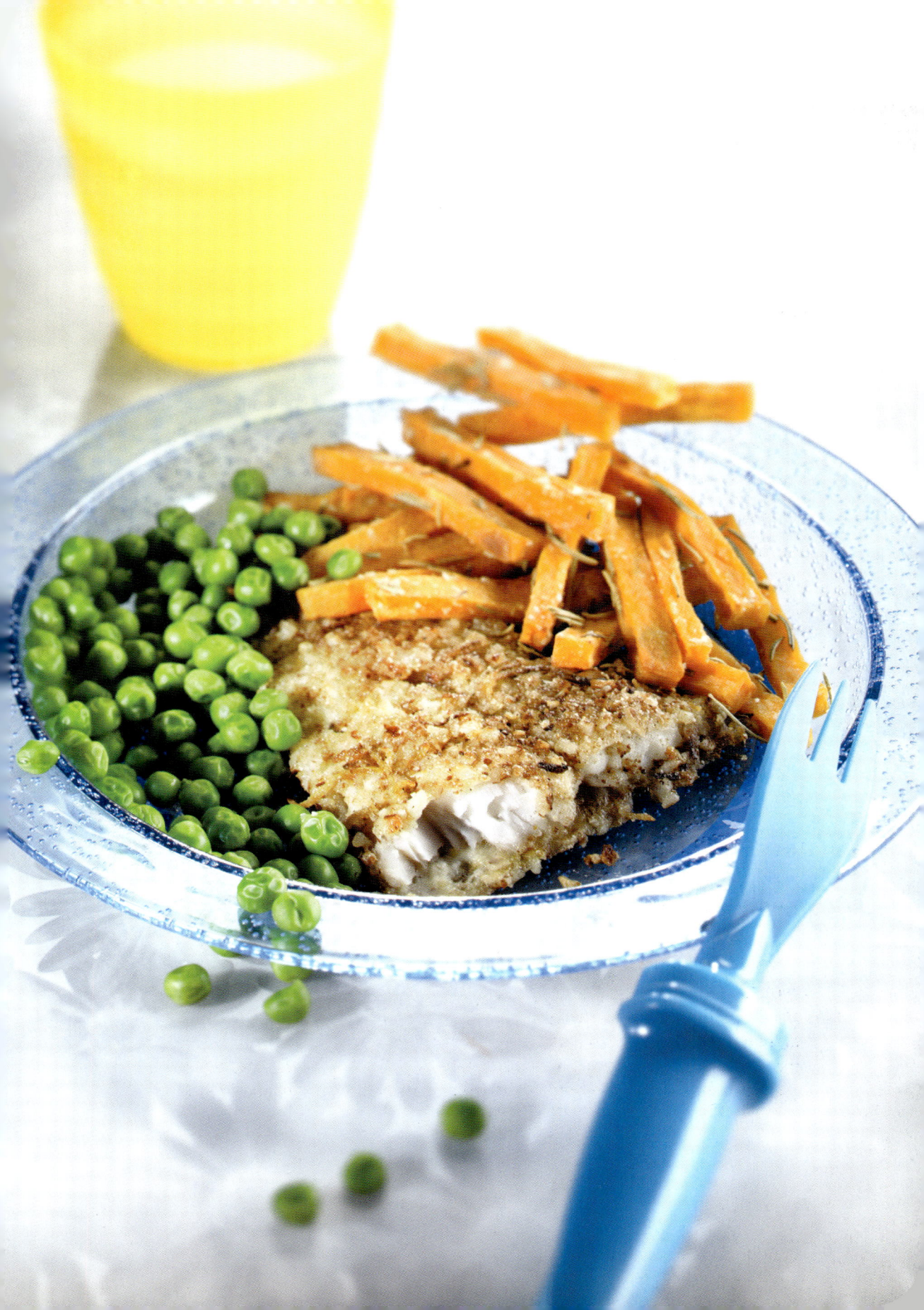

FRITES
de patates douces au four

4 portions • PRÉPARATION : 10 minutes • CUISSON : 30 minutes

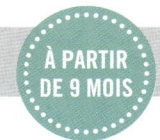
À PARTIR DE 9 MOIS

INGRÉDIENTS

3 patates douces

3 c. à soupe de fécule de maïs

1 c. à café de poudre d'ail

1 c. à café de romarin séché

½ c. à café de poivre

PRÉPARATION

Placer la grille au centre du four avant de préchauffer à 220 °C (425 °F).

À l'aide d'une brosse à légumes, laver les patates douces sous l'eau froide. Couper en bâtonnets.

Dans un grand bol, mélanger la fécule de maïs, la poudre d'ail, le romarin et le poivre. Ajouter les patates douces et bien les enrober.

Déposer les bâtonnets de patates douces sur une plaque de cuisson huilée ou tapissée de papier parchemin. Cuire au four pendant 30 minutes en retournant les frites à mi-cuisson.

Accompagnement : Servir avec un poisson ou une viande.

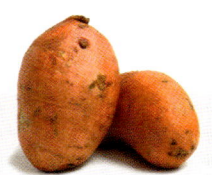

INFO BÉBÉS

Bébé adore la patate douce en purée. Pour l'aider à entretenir son goût pour ce légume, offrez-lui-en sous d'autres formes lorsqu'il grandit.

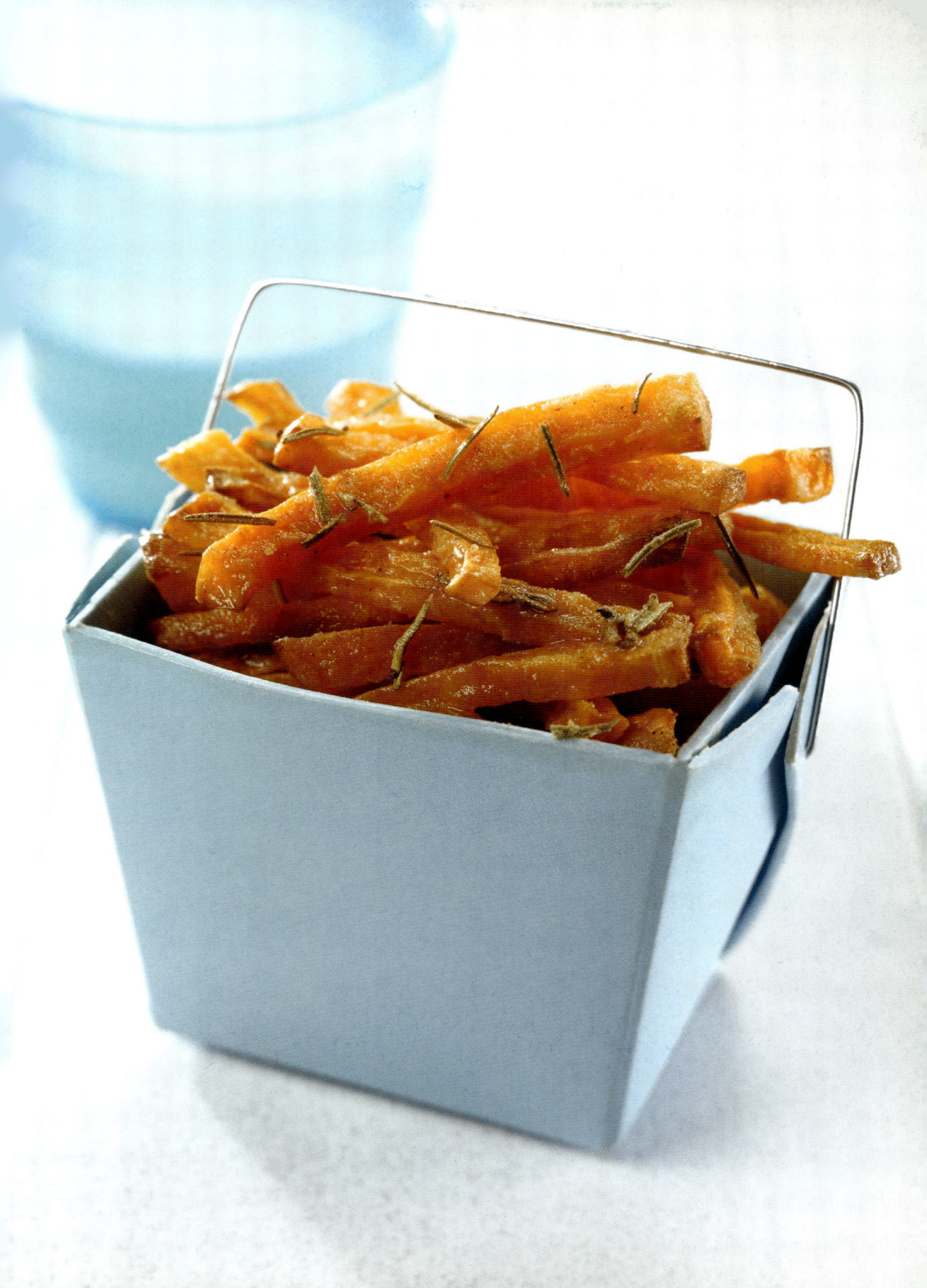

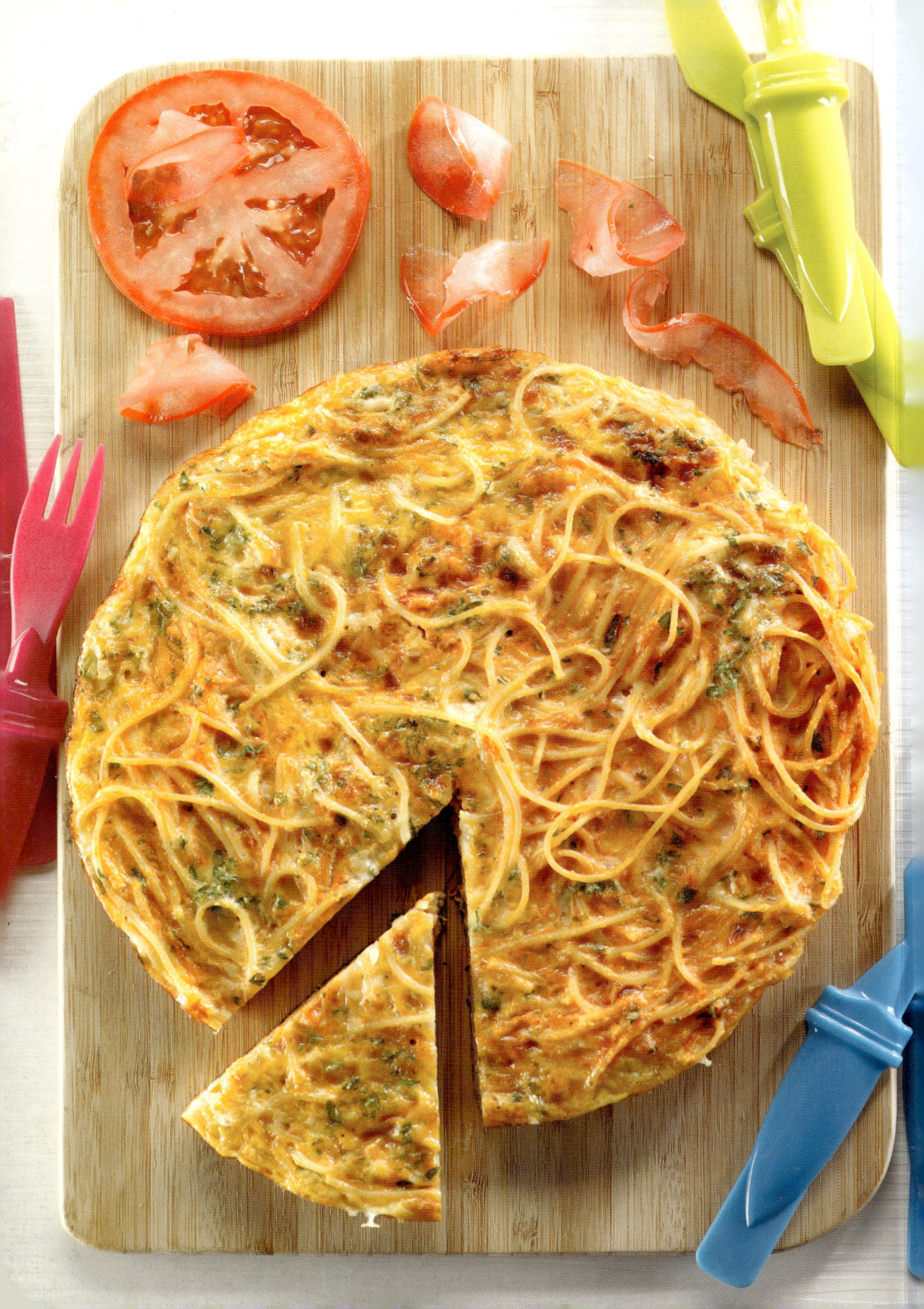

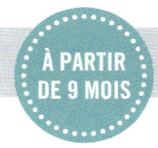

À PARTIR DE 9 MOIS

FRITTATA
di pasta

4 portions • PRÉPARATION : 10 minutes • CUISSON : 20 minutes

PRÉPARATION

Dans un grand bol, à l'aide d'un fouet, mélanger les œufs et le lait. Ajouter le reste des ingrédients, sauf l'huile, puis mélanger à l'aide d'une cuillère en bois.

Dans une grande poêle allant au four, à feu doux, chauffer l'huile et cuire la préparation pendant 12 minutes ou jusqu'à ce que le dessus ne soit plus liquide.

Placer la grille dans le tiers supérieur du four avant de préchauffer le gril.

Envelopper la poignée de la poêle de papier d'aluminium. Cuire la préparation sous le gril pendant 4 minutes ou jusqu'à ce que le dessus de la frittata soit doré.

Accompagnement : Servir avec des légumes.

INGRÉDIENTS

3 œufs

60 ml (¼ tasse) de lait

420 g (2 tasses) de restes de pâtes dans leur sauce

120 g (1 tasse) de fromage mozzarella râpé

25 g (¼ tasse) de parmesan râpé

15 g (¼ tasse) de persil frais, haché

1 c. à soupe d'huile d'olive

VARIANTE

Utilisez n'importe quel reste de pâtes : en sauce à la viande, tomate ou rosée, au pesto, aux fruits de mer, au citron, etc.

MACARONI
au fromage

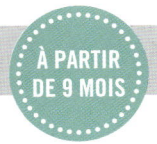
À PARTIR DE 9 MOIS

3 portions • PRÉPARATION : 10 minutes • CUISSON : 15 minutes

INGRÉDIENTS

200 g (1 ¾ tasse) de macaronis ou autres pâtes courtes

2 c. à soupe de beurre

2 c. à soupe de farine tout usage

½ c. à café de poudre d'ail

180 ml (¾ tasse) de bouillon de poulet à teneur réduite en sodium

180 ml (¾ tasse) de lait

120 g (1 tasse) de fromage cheddar fort ou de mozzarella, râpé

50 g (½ tasse) de parmesan, râpé

Poivre

PRÉPARATION

Dans une casserole, à feu vif, faire bouillir de l'eau. Ajouter les pâtes et remuer pour éviter qu'elles collent au fond. Suivre les indications inscrites sur l'emballage pour une cuisson al dente.

Pendant ce temps, dans une casserole, à feu moyen, faire fondre le beurre. Ajouter la farine et remuer 1 minute. Ajouter la poudre d'ail, le bouillon et le lait, puis remuer jusqu'à ce que la préparation épaississe.

Incorporer les fromages et remuer jusqu'à ce qu'ils soient complètement fondus. Poivrer au goût, puis ajouter les pâtes.

Accompagnement : Servir avec un légume vert.

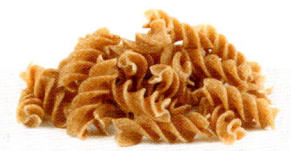

INFO BÉBÉS

Au moins un repas de pâtes sur deux doit être préparé avec des pâtes de blé entier.

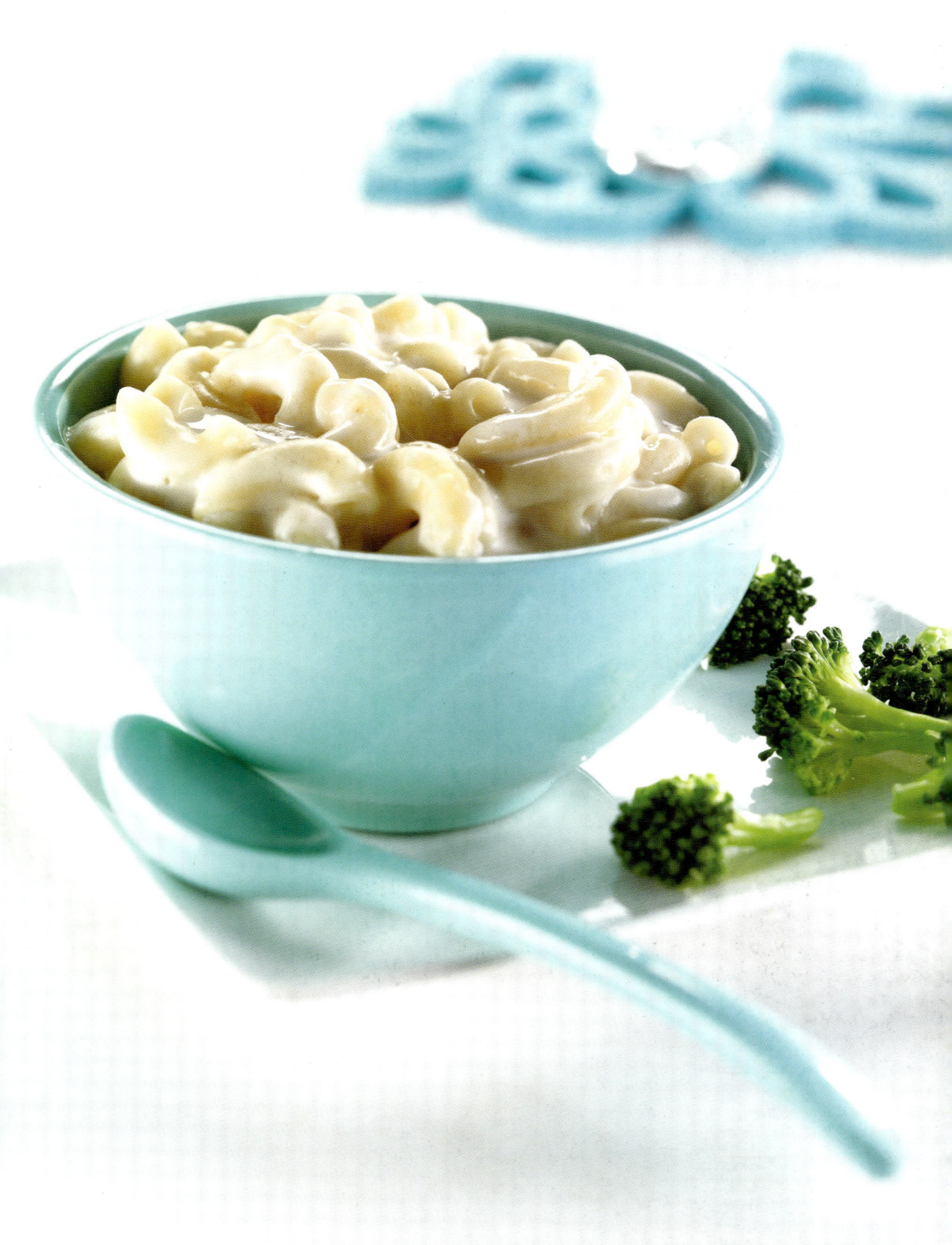

MIJOTÉ DE PORC
et de légumes

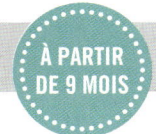

À PARTIR DE 9 MOIS

4 portions • PRÉPARATION : 20 minutes • CUISSON : 4 heures

INGRÉDIENTS

2 c. à soupe d'huile d'olive

500 g (1 lb) de cubes à ragoût de porc

1 oignon, haché grossièrement

3 gousses d'ail, hachées

½ rutabaga, pelé et coupé en gros cubes

3 carottes, pelées et coupées en tronçons

3 branches de céleri, en tronçons

250 ml (1 tasse) de jus de pomme

500 ml (2 tasses) de bouillon de poulet

1 c. à soupe de moutarde à l'ancienne

60 ml (¼ tasse) de crème 15 % M.G.

PRÉPARATION

Placer la grille dans le tiers inférieur du four avant de préchauffer à 135 °C (275 °F).

Dans une grande casserole ou une cocotte allant au four, à vif moyen-vif, chauffer l'huile et faire dorer la viande. Réserver dans une assiette.

Dans la même casserole, faire revenir l'oignon pendant 3 minutes ou jusqu'à ce qu'il soit légèrement doré. Ajouter de l'huile au besoin. Ajouter l'ail, le rutabaga, les carottes et le céleri. Cuire de 2 à 3 minutes en remuant.

Ajouter la viande, le jus de pomme, le bouillon et la moutarde. Couvrir et cuire au four pendant 4 heures ou jusqu'à ce que la viande se défasse à la fourchette. Arroser le mijoté de porc toutes les heures pendant la cuisson.

Hors du four, ajouter la crème et remuer délicatement.

Accompagnement : Servir avec une purée de pommes de terre et un légume coloré.

· · · · · · · · · · · · ·

VARIANTE

Vous pouvez ajouter des pommes de terre dans la casserole afin d'avoir un plat tout-en-un. Ajoutez-les environ 1 heure avant la fin de la cuisson.

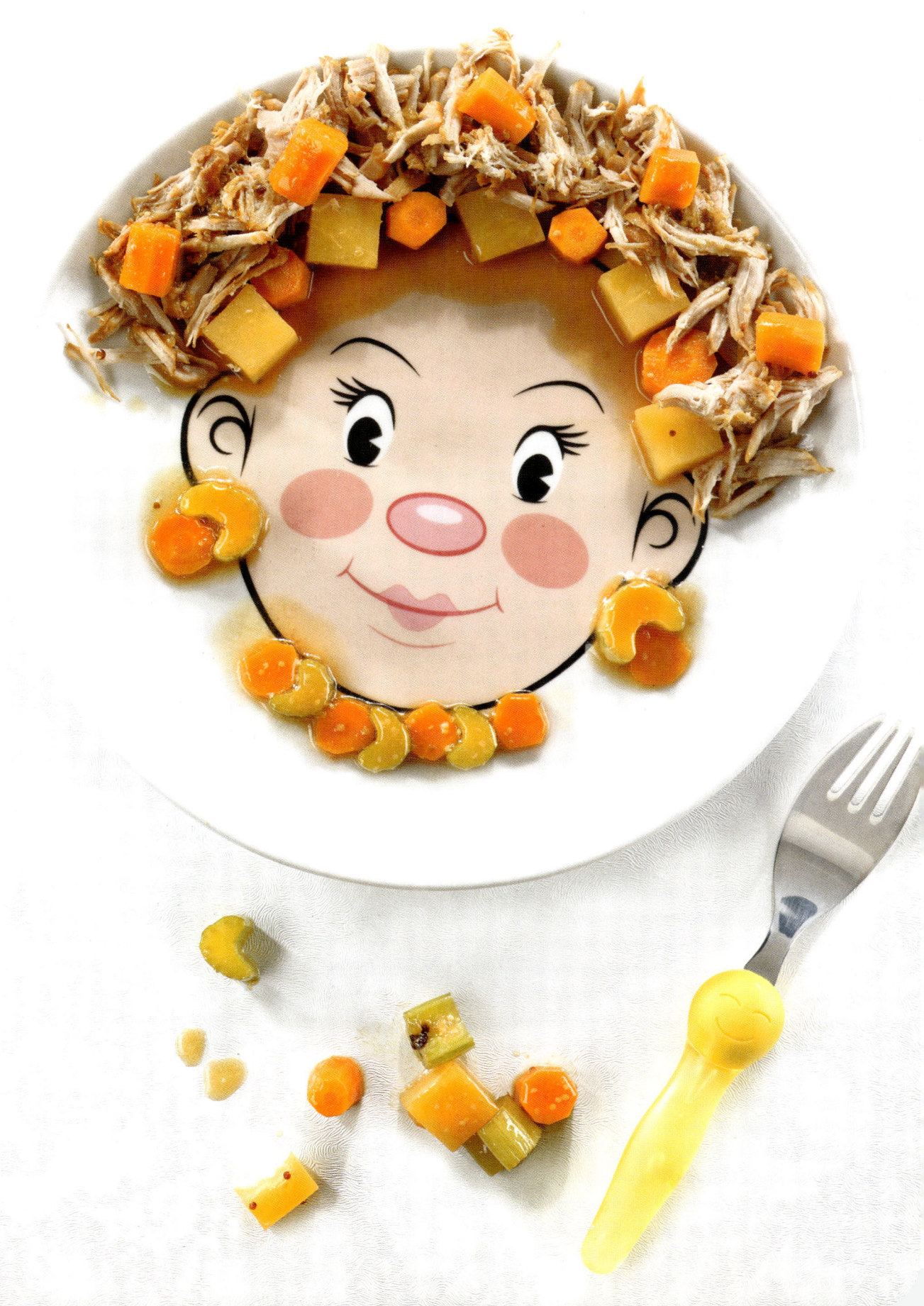

MINI PAINS
de lentilles

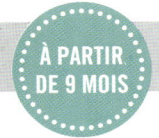

À PARTIR DE 9 MOIS

8 mini pains • PRÉPARATION : 15 minutes • CUISSON : 30 minutes

INGRÉDIENTS

310 g (2 tasses) de lentilles cuites ou 1 boîte de 540 ml de lentilles en conserve, rincées et égouttées

1 oignon vert, haché

120 g (1 tasse) de fromage mozzarella, râpé

35 g (¼ tasse) de chapelure

1 œuf, légèrement battu

½ c. à café d'origan séché

1 c. à café de basilic séché

Pour la sauce tomate

1 boîte de 156 ml de pâte de tomates en conserve (donne 170 g)

60 ml (¼ tasse) d'eau

1 c. à café de cumin moulu

½ c. à café de poudre d'ail

PRÉPARATION

Placer la grille au centre du four avant de préchauffer à 180 °C (350 °F).

Dans un bol, à l'aide d'une cuillère en bois, mélanger les lentilles, l'oignon vert, le fromage, la chapelure, l'œuf, l'origan et le basilic. Répartir la préparation dans les cavités d'un moule à muffins antiadhésif ou en silicone. Presser légèrement.

Dans un bol, mélanger la pâte de tomates, l'eau, le cumin et la poudre d'ail. Déposer 2 c. à soupe de cette sauce sur chaque mini pain de lentilles.

Cuire au four pendant 30 minutes.

Accompagnement : Servir avec des légumes colorés et de l'orge ou du riz.

VARIANTES

- Utilisez les lentilles de votre choix : brunes, vertes, corail.

- Vous pouvez remplacer la sauce tomate maison par un produit du commerce (sauce tomate ou sauce pour pâtes de votre choix) ou par une purée de poivrons rouges (p. 128).

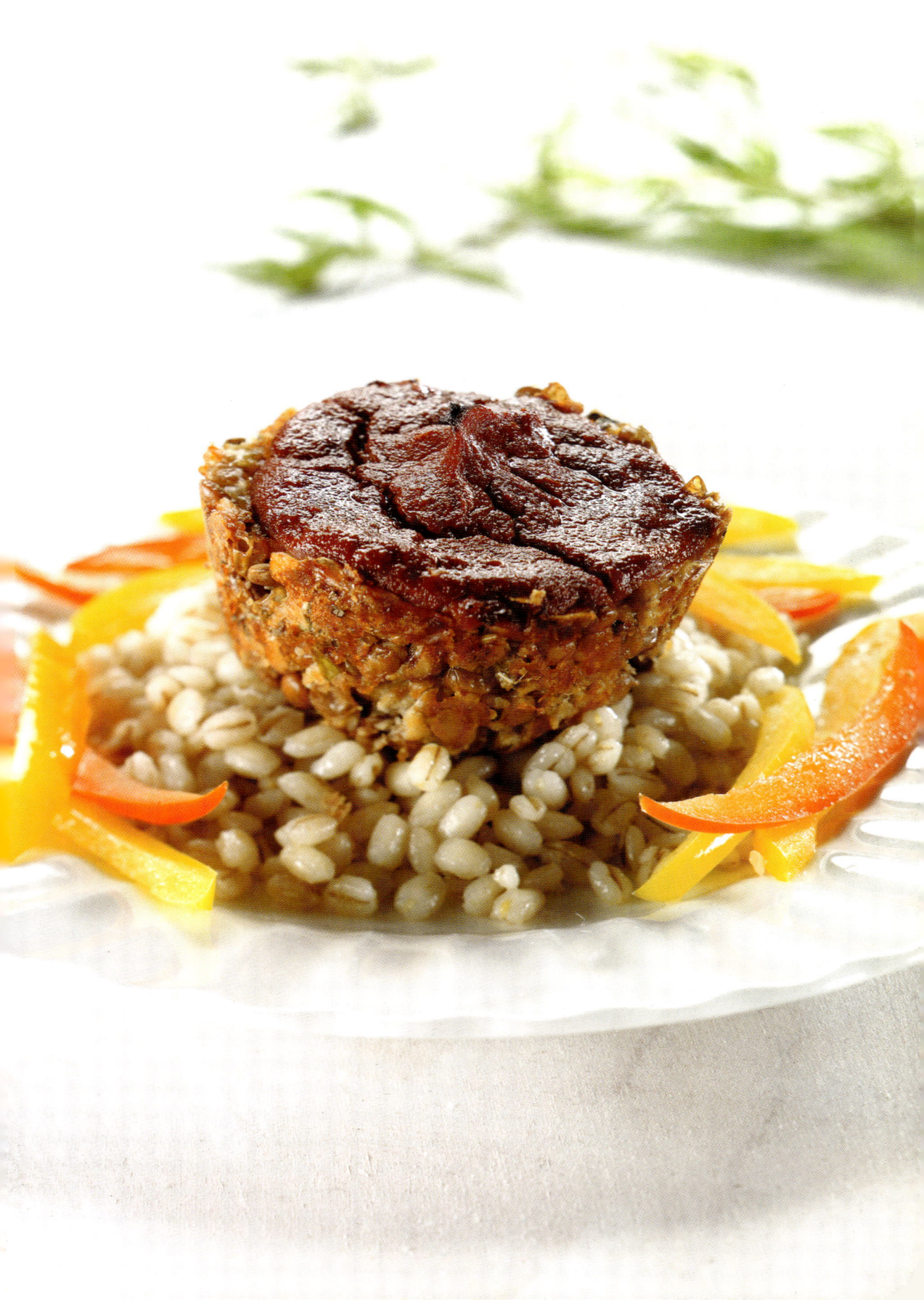

PAIN DE SAUMON AU TOFU
sauce au fromage

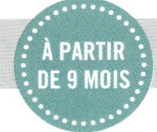
À PARTIR DE 9 MOIS

3 portions • PRÉPARATION : 25 minutes • CUISSON : 45 minutes

INGRÉDIENTS

Pour le pain

1 boîte de 418 g de saumon du Pacifique en conserve, défait à la fourchette

150 g (5 oz) de tofu ferme, râpé

2 œufs, légèrement battus

35 g (¼ tasse) de chapelure

3 oignons verts, hachés

2 c. à soupe de gingembre, râpé

3 c. à soupe de jus de citron

Poivre

Pour la sauce

2 c. à soupe de beurre

2 c. à soupe de farine

1 c. à café de paprika fumé

½ c. à café de poudre d'oignon

375 ml (1 ½ tasse) de lait

120 g (1 tasse) de fromage cheddar fort, râpé

Poivre

PRÉPARATION

Placer la grille au centre du four avant de préchauffer à 180 °C (350 °F).

Tapisser de papier parchemin le fond et les deux longs côtés d'un moule à pain de 15 x 23 cm (6 x 9 po). Beurrer les deux petits côtés.

Dans un bol, à l'aide d'une cuillère en bois, mélanger tous les ingrédients du pain. Au besoin, utiliser les mains pour obtenir une préparation homogène.

Verser la préparation dans le moule à pain et presser avec le dos d'une cuillère ou les mains. Cuire au four pendant 45 minutes.

Pendant ce temps, dans une casserole, à feu moyen, faire fondre le beurre. Ajouter la farine, le paprika et la poudre d'oignon. Remuer 1 minute. Ajouter le lait et mélanger jusqu'à ce que la préparation épaississe. Ajouter le fromage et remuer jusqu'à ce qu'il soit complètement fondu. Poivrer au goût.

Au moment de servir, démouler et trancher le pain de saumon au tofu. Napper de sauce au fromage.

Accompagnement : Servir avec un légume vert.

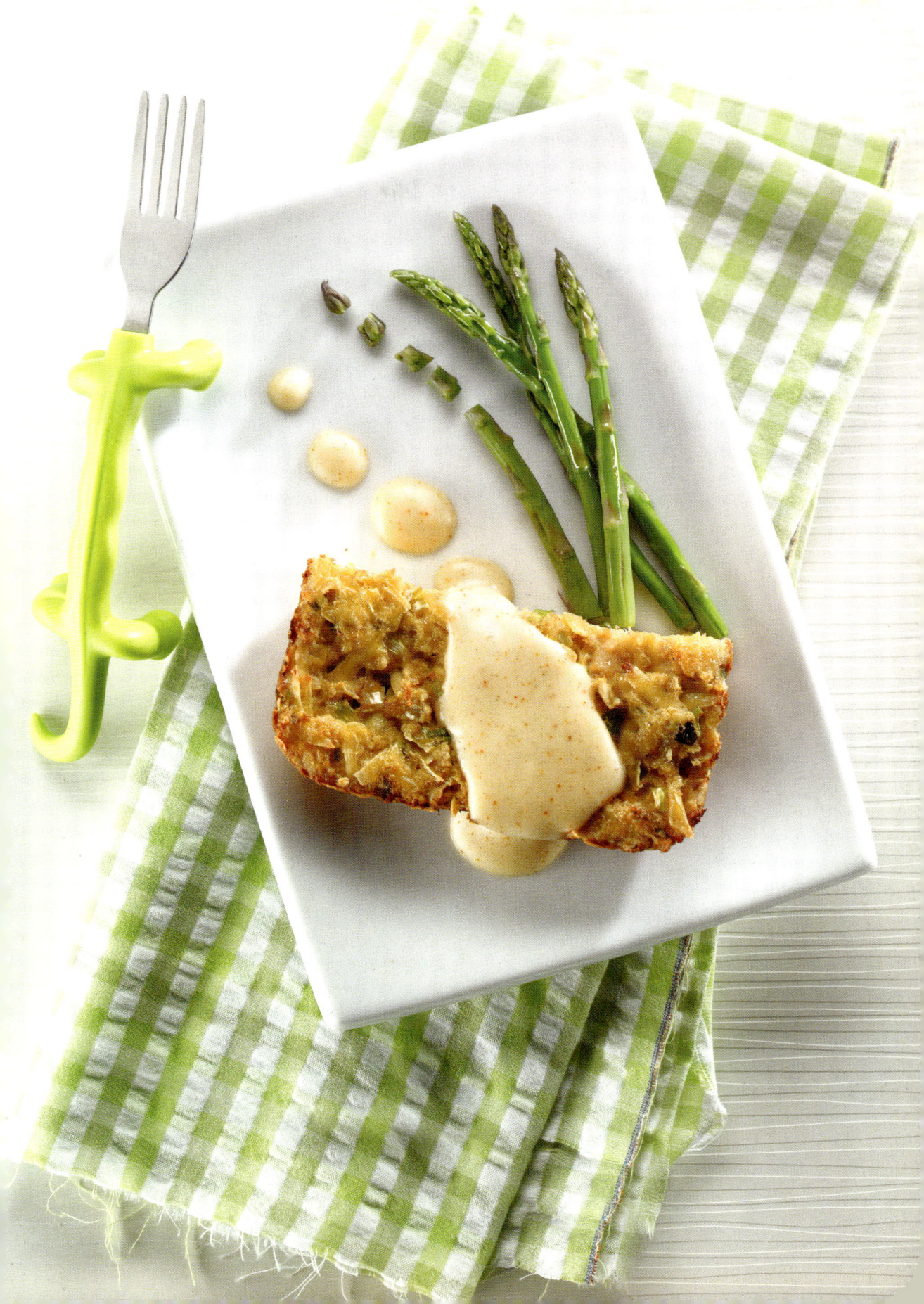

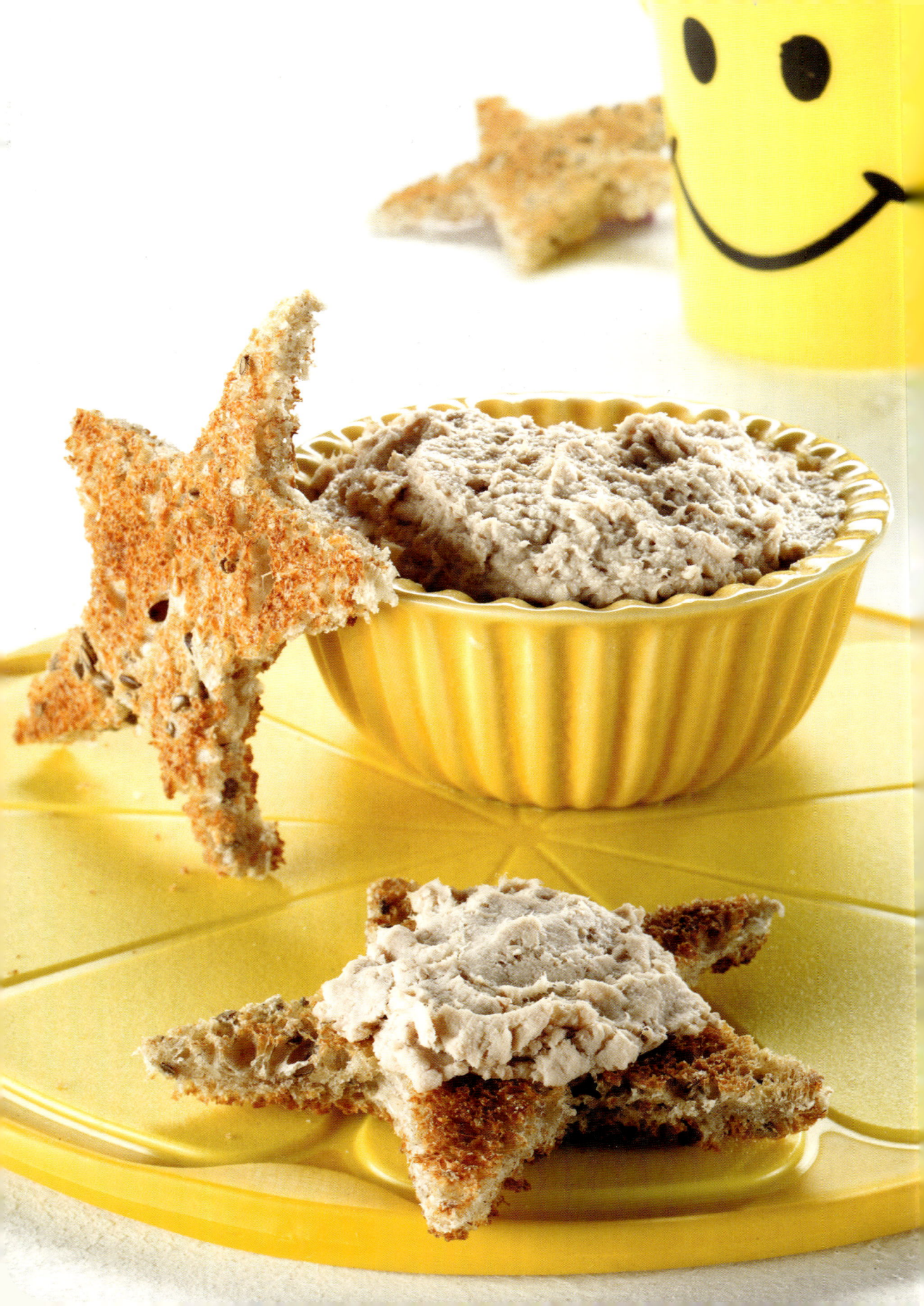

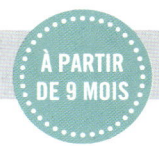

À PARTIR DE 9 MOIS

PÂTÉ
de foie

Environ 250 g (½ lb) • PRÉPARATION : 10 minutes • CUISSON : 20 minutes • RÉFRIGÉRATION : 4 heures

PRÉPARATION

Dans une casserole, à feu moyen-vif, chauffer l'huile et faire revenir l'échalote pendant 2 minutes. Ajouter l'ail et cuire 1 minute. Ajouter le bouillon et la cuisse de poulet. Couvrir et laisser mijoter à feu doux pendant 15 minutes.

Ajouter le foie et laisser mijoter de nouveau pendant 5 minutes ou jusqu'à ce que la viande soit bien cuite.

Au robot culinaire ou au pied-mélangeur, réduire la préparation en une purée lisse en ajoutant le beurre. Ajouter un peu de bouillon ou de crème selon la consistance désirée. Poivrer au goût.

Verser la préparation dans des ramequins et réfrigérer pendant au moins 4 heures.

Accompagnement : Servir avec des croûtons maison, des craquelins à teneur réduite en sel ou du pain grillé.

INGRÉDIENTS

1 c. à soupe d'huile de canola

1 petite échalote, hachée

1 gousse d'ail, hachée

125 ml (½ tasse) de bouillon de poulet à teneur réduite en sodium

1 cuisse de poulet avec le dos (environ 250 g [½ lb])

100 g (3 ½ oz) de foie de veau

1 c. à soupe de beurre

Poivre

Crème (facultatif)

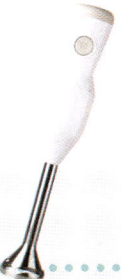

INFO BÉBÉS

Le foie est la viande la plus riche en fer. Le mélanger avec une autre viande permet d'adoucir son goût prononcé, qui déplaît parfois.

PETITS PAINS DE VIANDE
à l'indienne

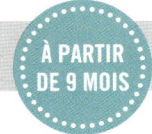
À PARTIR DE 9 MOIS

4 portions • PRÉPARATION : 15 minutes • CUISSON : 40 minutes

INGRÉDIENTS

Petits pains de viande

25 g (¼ tasse) de flocons d'avoine à cuisson rapide

2 c. à soupe de lait

500 g (1 lb) de viande hachée (bœuf ou cheval)

½ oignon, haché

1 œuf, légèrement battu

1 c. à soupe de cumin moulu

1 c. à soupe de coriandre moulue

1 c. à soupe d'huile d'olive

Sauce au yogourt

260 g (1 tasse) de yogourt nature ou de yogourt grec nature

Le zeste de 1 citron

1 c. à soupe de jus de citron

2 c. à soupe de coriandre fraîche, hachée

Poivre

PRÉPARATION

Placer la grille au centre du four avant de préchauffer à 180 °C (350 °F).

Dans un bol, mélanger les flocons d'avoine et le lait. Laisser reposer 5 minutes.

Dans un autre bol, avec une cuillère en bois ou les mains, mélanger la viande hachée, l'oignon, l'œuf et les épices. Incorporer la préparation de flocons d'avoine. Façonner 3 petits pains rectangulaires.

Dans une poêle, à feu moyen-vif, chauffer l'huile et saisir les pains de viande pendant 1 minute de chaque côté. Déposer sur une plaque de cuisson tapissée de papier parchemin. Cuire au four pendant 40 minutes ou jusqu'à ce que la viande soit bien cuite.

Pendant ce temps, dans un petit bol, mélanger tous les ingrédients de la sauce au yogourt et réfrigérer jusqu'au moment de servir.

Servir un petit pain entier aux adultes et une moitié ou un tiers aux enfants.

Accompagnement : Servir avec une sauce au yogourt, du riz et un légume vert.

VARIANTE

Vous pouvez façonner des boulettes. Cela demande un peu plus de manipulation et de temps que pour les petits pains, mais la cuisson au four est un peu moins longue : environ 25 minutes (vérifiez que la viande est bien cuite).

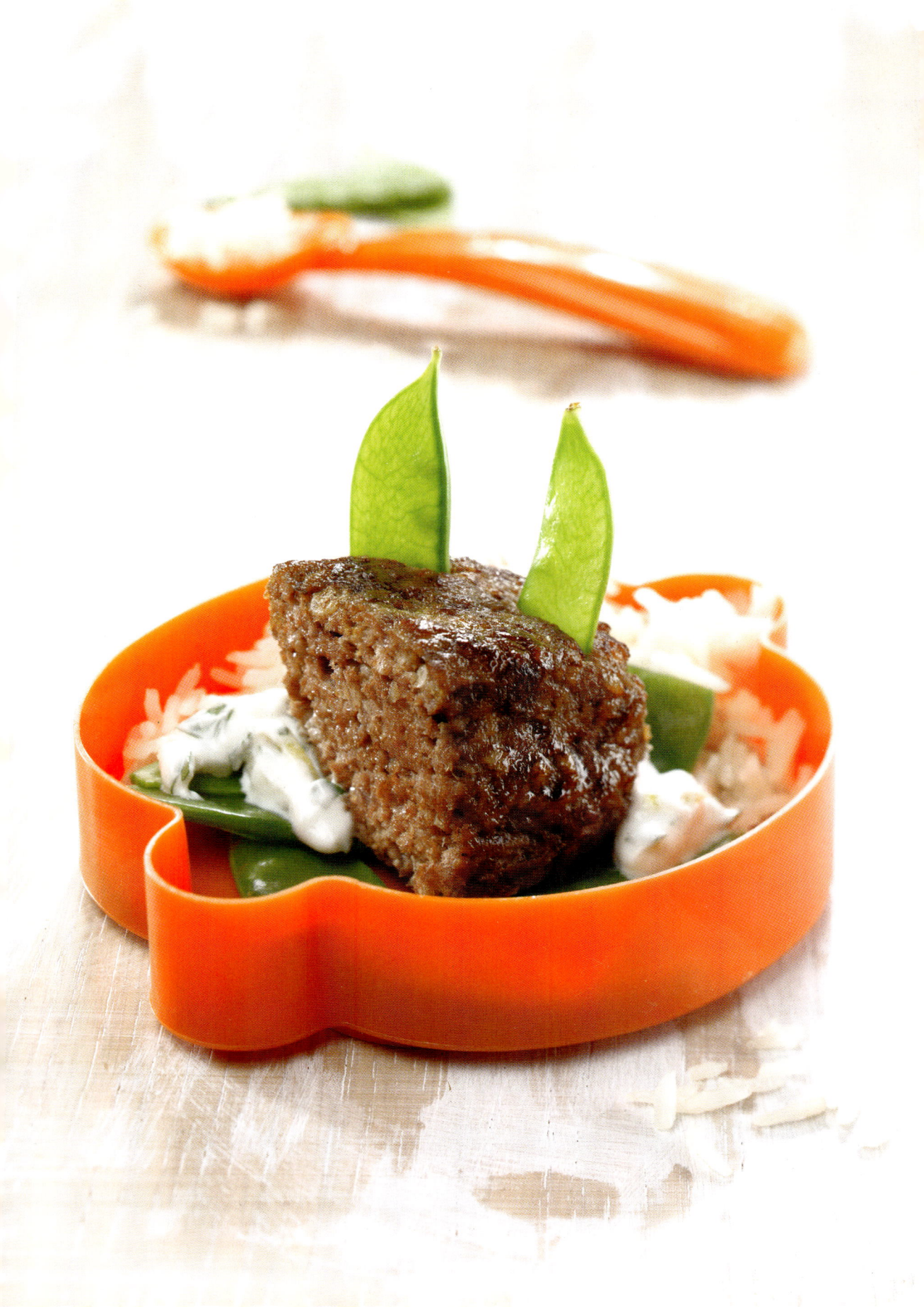

QUESADILLAS
aux haricots noirs

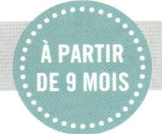

4 portions • PRÉPARATION : 10 minutes • CUISSON : 20 minutes

INGRÉDIENTS

1 c. à soupe d'huile de canola

1 c. à soupe de cumin moulu

1 gousse d'ail, écrasée

1 boîte de 540 ml de haricots noirs en conserve, rincés et égouttés (donne 360 g)

2 c. à soupe d'eau

6 tortillas de blé entier d'environ 15 cm (6 po)

180 g (1 ½ tasse) de fromage cheddar fort, râpé

3 c. à café d'huile de canola (pour la cuisson)

PRÉPARATION

Dans une poêle, à feu moyen, chauffer l'huile et faire revenir le cumin pendant quelques secondes. Ajouter l'ail et les haricots noirs. Remuer. Ajouter l'eau, mélanger et mettre dans une assiette creuse. (Laver la poêle avant la prochaine étape de cuisson.) Avec une fourchette, écraser grossièrement les haricots pour obtenir une purée épaisse. Ajouter un peu d'eau au besoin selon la consistance désirée.

Sur le plan de travail, répartir la préparation de haricots sur la moitié de chaque tortilla. Garnir de fromage râpé. Plier chaque tortilla en deux.

Dans la poêle, chauffer 1 c. à café d'huile et cuire deux tortillas pendant 3 minutes ou jusqu'à ce que le dessous soit doré. Retourner et poursuivre la cuisson 3 minutes ou jusqu'à ce que l'autre côté soit doré. Réserver. Répéter la cuisson avec les autres tortillas en utilisant le reste de l'huile.

Sur le plan de travail, à l'aide d'un couteau de chef ou d'un coupe-pizza, couper chaque tortilla en trois pointes.

Accompagnement : Servir avec de la salsa et du yogourt nature ou de la crème sure. Accompagner les tortillas de tomates en dés et d'avocat en tranches.

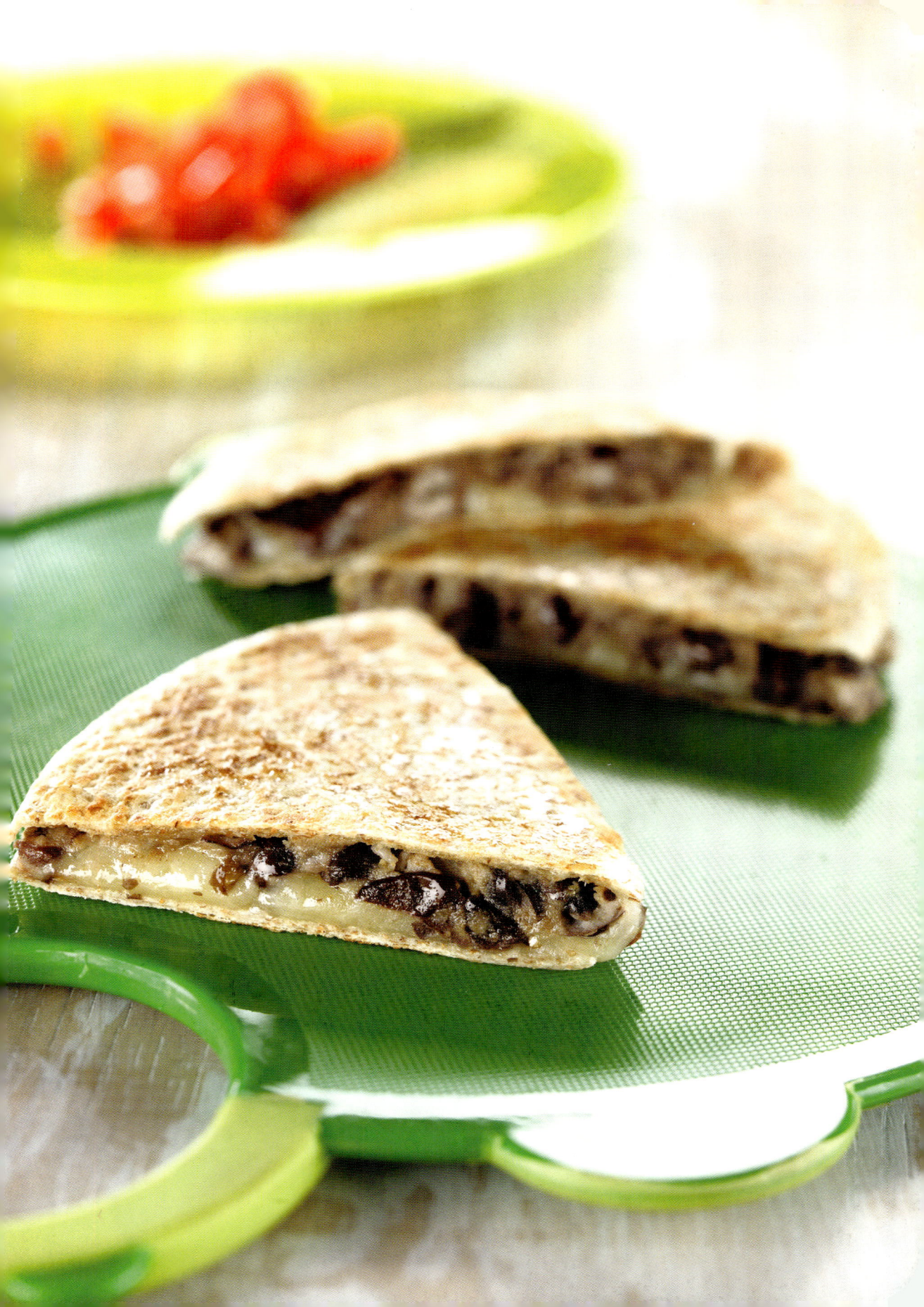

QUINOA
végétarien

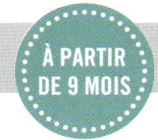

4 portions • PRÉPARATION : 20 minutes • CUISSON : 15 minutes

INGRÉDIENTS

1 c. à soupe d'huile d'olive

½ c. à café de cari

½ c. à café de gingembre râpé

85 g (½ tasse) de quinoa, rincé et égoutté

180 ml (¾ tasse) d'eau

1 orange

1 boîte de 540 ml de pois chiches en conserve, rincés et égouttés (donne 375 g)

½ bulbe de fenouil, en petits dés

1 poivron rouge, en petits dés

2 c. à soupe d'huile d'olive, pour l'assaisonnement

Poivre

PRÉPARATION

Dans une casserole, à feu moyen-vif, chauffer l'huile. Ajouter le cari et le gingembre, puis chauffer 1 minute. Ajouter le quinoa et remuer pendant 1 minute. Ajouter l'eau. Couvrir et laisser mijoter à feu moyen-doux pendant 15 minutes ou jusqu'à ce que le quinoa soit cuit.

Pendant ce temps, prélever le zeste de l'orange, la peler et ôter la membrane blanche qui recouvre le fruit à l'aide d'un couteau. Couper l'orange en dés en conservant le jus qui s'écoule.

Dans un grand bol, mélanger les pois chiches, le fenouil, le poivron, le zeste d'orange, l'orange et son jus.

Ajouter le quinoa et 2 c. à soupe d'huile. Poivrer et remuer délicatement.

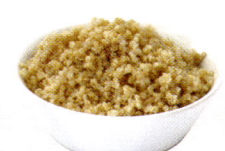

INFO BÉBÉS

Le quinoa est l'une des meilleures sources de fer parmi les produits céréaliers.

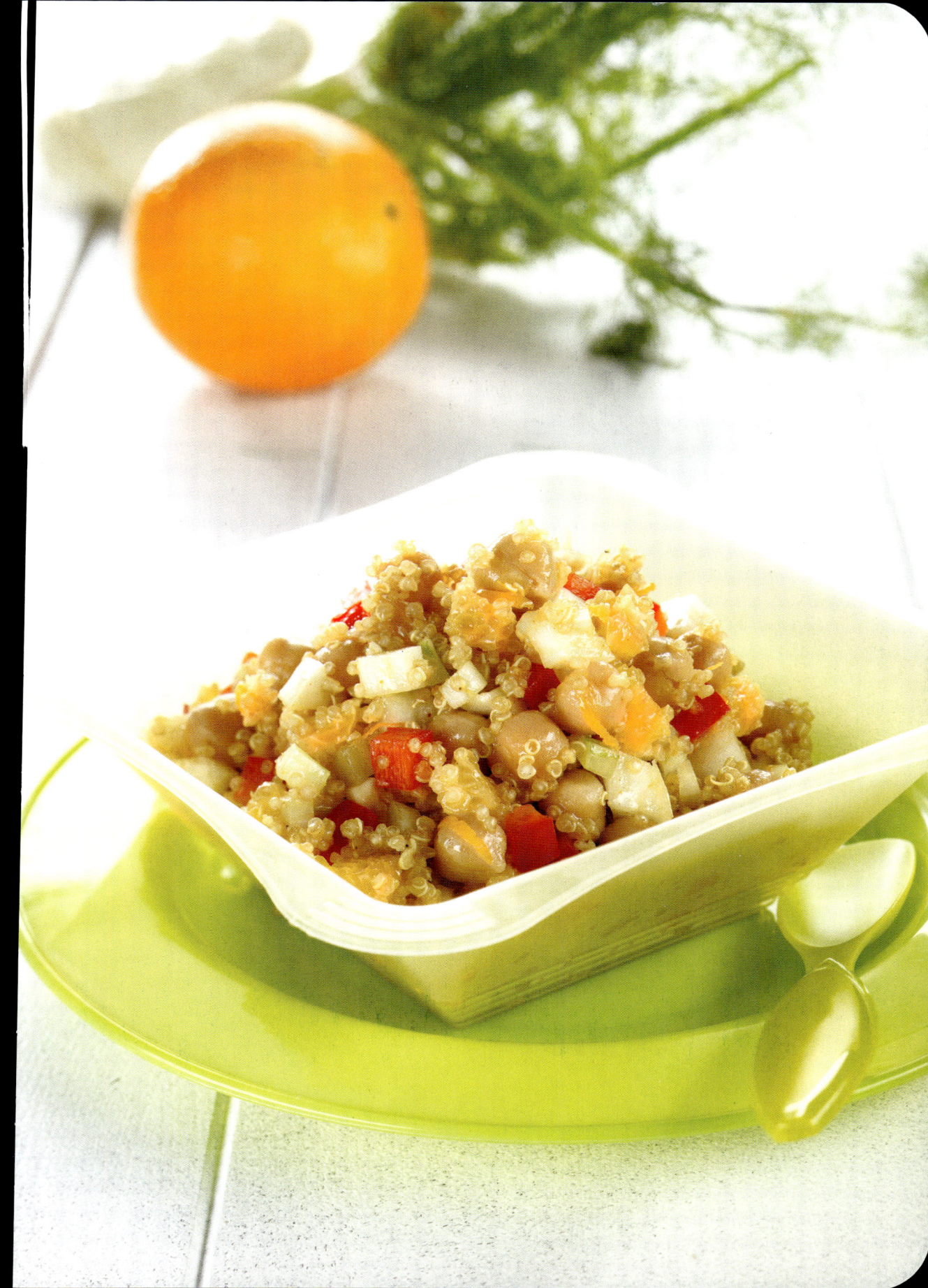

RISOTTO
aux crevettes nordiques

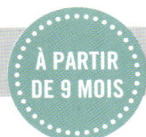

4 portions • PRÉPARATION : 20 minutes • CUISSON : 20 minutes

INGRÉDIENTS

2 c. à soupe de beurre

1 oignon, haché finement

315 g (1 ½ tasse) de riz arborio

1 litre (4 tasses) de bouillon de poulet à teneur réduite en sel, chaud

60 ml (¼ tasse) de crème 15 % M.G.

100 g (1 tasse) de parmesan râpé

150 g (1 tasse) de petits pois verts, cuits

210 g (1 ½ tasse) de crevettes nordiques fraîches ou décongelées, cuites

Poivre

PRÉPARATION

Dans une casserole, à feu moyen, faire fondre le beurre et attendrir l'oignon pendant 3 minutes. Ajouter le riz et cuire 1 minute en remuant pour bien l'enrober.

Ajouter 250 ml (1 tasse) de bouillon et laisser réduire en remuant constamment jusqu'à ce qu'il soit complètement absorbé. Répéter l'opération, 250 ml (1 tasse) de bouillon à la fois, jusqu'à ce que tout le riz soit cuit. (Il est possible d'avoir besoin d'un peu moins ou d'un peu plus de bouillon.)

Retirer du feu pour incorporer la crème et le parmesan. Ajouter les petits pois et les crevettes en remuant délicatement, et laisser réchauffer 5 minutes. Poivrer.

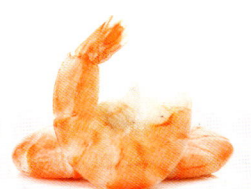

INFO BÉBÉS

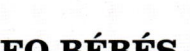

La crevette est riche en gras oméga-3, qui contribuent notamment au développement du cerveau, du système nerveux et des yeux de votre bébé. Qui plus est, elle est issue d'une pêche durable; voilà une autre bonne raison de l'adopter.

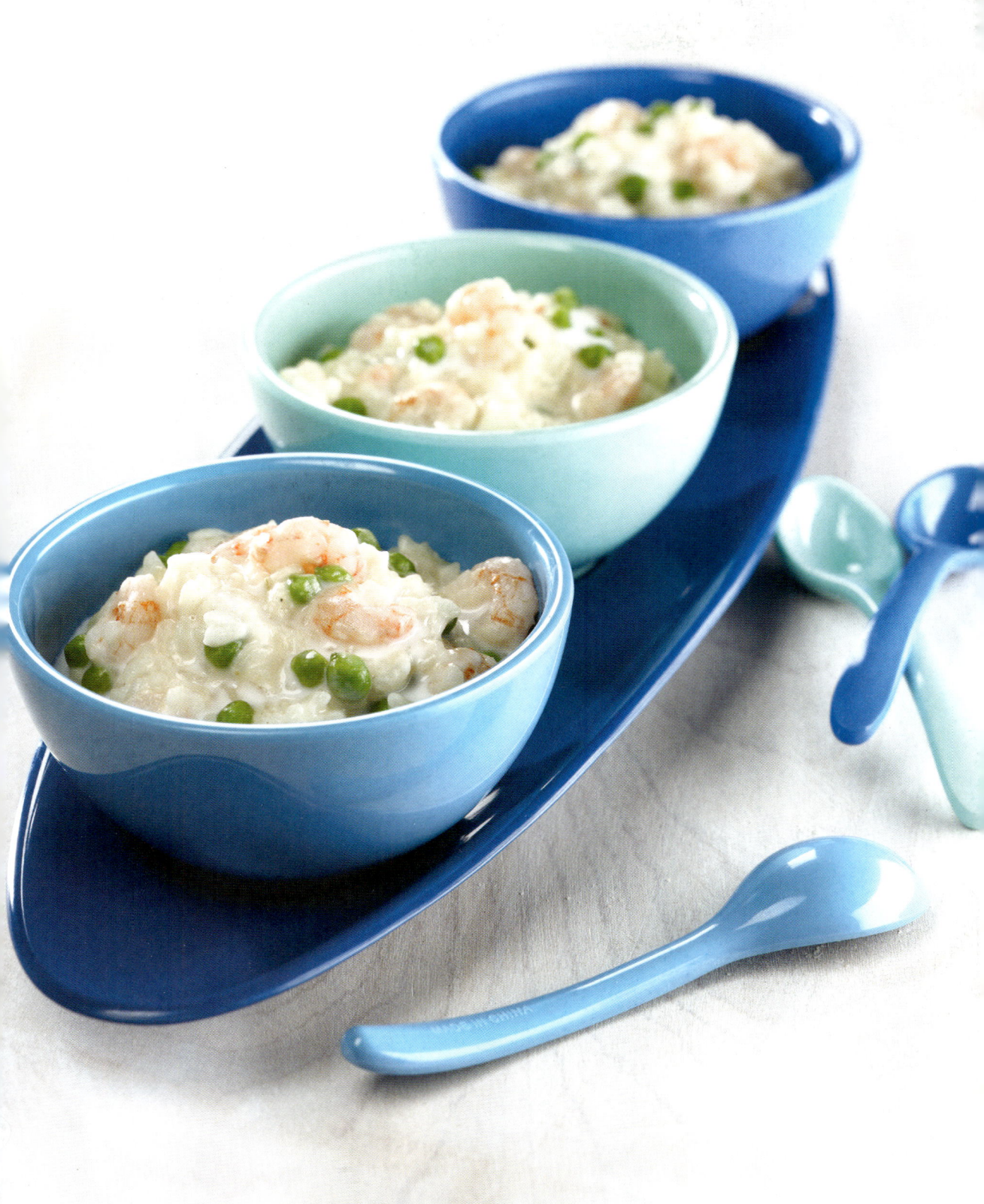

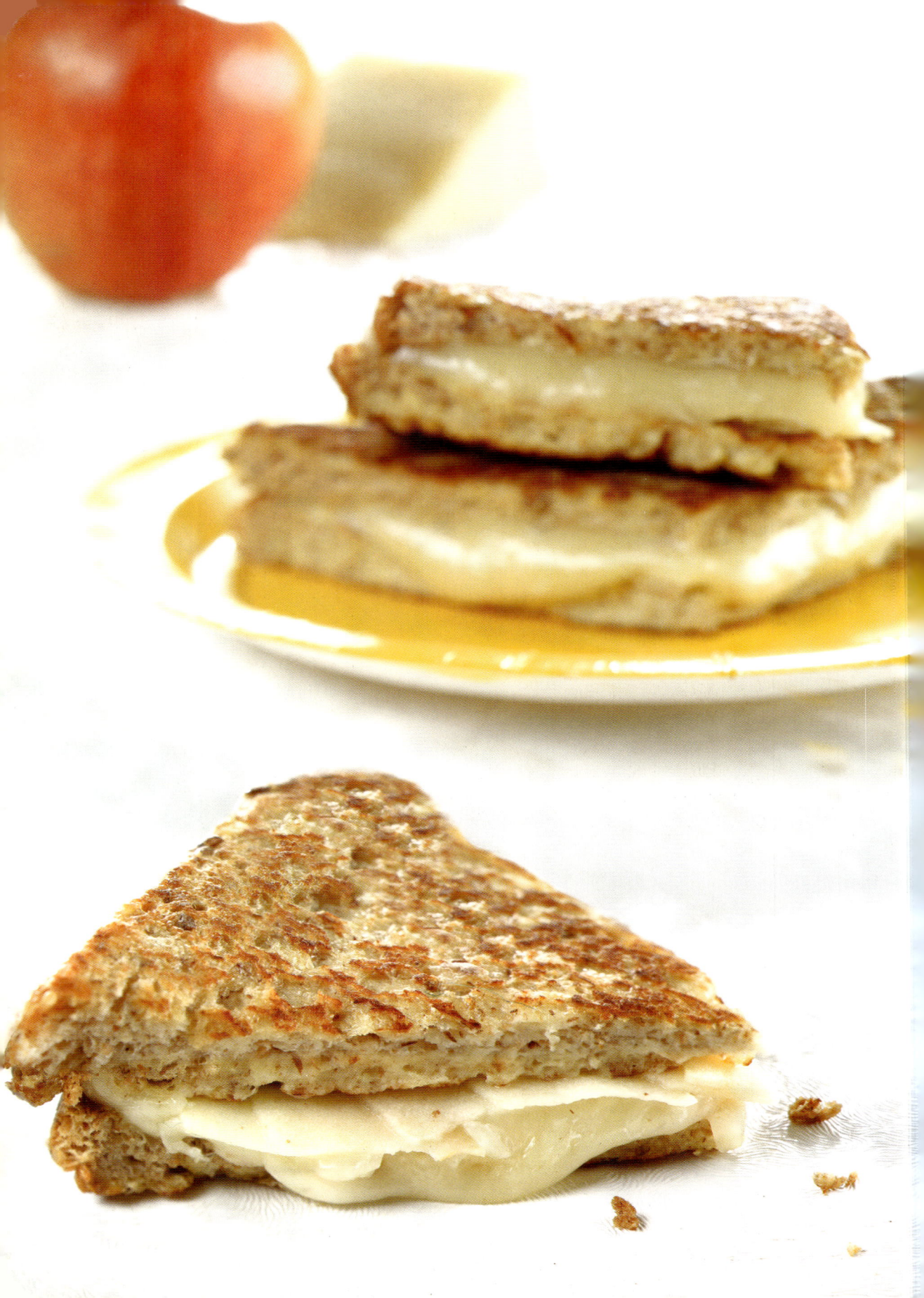

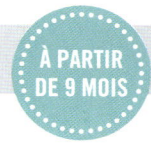

À PARTIR DE 9 MOIS

SANDWICHS
de pain perdu au fromage

4 portions • PRÉPARATION : 20 minutes • CUISSON : 20 minutes

PRÉPARATION

Dans un bol à fond large, battre les œufs et le lait. Réserver.

Dans une grande poêle antiadhésive, à feu moyen, faire fondre 2 c. à café de beurre.

Tremper 4 tranches de pain dans la préparation d'œufs, et les faire dorer dans la poêle environ 4 minutes de chaque côté. Réserver dans une assiette. Répéter l'opération avec le reste du pain et du beurre.

Sur le plan de travail, répartir le fromage et les pommes sur 4 tranches de pain. Couvrir chaque tranche d'une seconde de manière à faire des sandwichs.

Dans la poêle, à feu moyen-doux, chauffer les sandwichs pendant 2 minutes de chaque côté, jusqu'à ce que le fromage soit fondu. Les écraser légèrement à l'aide d'une spatule. (Les chaussons peuvent être réchauffés dans une presse à paninis.)

INGRÉDIENTS

3 œufs

125 ml (½ tasse) de lait

4 c. à café de beurre

8 tranches de pain de blé entier

180 g (1 ½ tasse) de fromage ferme, râpé (ex. : cheddar, fromage suisse)

2 pommes, pelées et coupées en tranches fines

VARIANTES

- Remplacez le pain de blé entier par du pain aux raisins ou du pain belge.
- Vous pouvez aussi remplacer les pommes par des poires.
- Utilisez n'importe quel fromage local. Le sandwich offert à bébé doit être préparé avec un fromage à base de lait pasteurisé.

POUR LES GRANDS

Préparez vos sandwichs avec du pain aux noix. Pour varier et rendre le sandwich plus rassasiant, vous pouvez aussi ajouter du jambon.

SPAGHETTIS
à la sauce aux trois tomates et aux haricots rouges

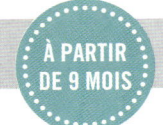
À PARTIR DE 9 MOIS

6 portions • PRÉPARATION : 15 minutes • CUISSON : 20 minutes

INGRÉDIENTS

1 c. à soupe d'huile d'olive

1 échalote, hachée

2 gousses d'ail, écrasées

1 boîte de 796 ml de tomates broyées avec addition de purée en conserve (donne 820 g)

1 boîte de 796 ml de tomates en dés sans sel ajouté en conserve (donne 785 g)

100 g (½ tasse) de tomates séchées dans l'huile, non égouttées et hachées

1 boîte de 540 ml de haricots rouges en conserve, rincés et égouttés (donne 370 g), écrasés grossièrement au pilon

1 c. à soupe de basilic séché

2 c. à café d'origan séché

400 g (14 oz) de spaghettis ou autres pâtes longues

Poivre

PRÉPARATION

Dans une casserole, à feu moyen-vif, chauffer l'huile et faire revenir l'échalote 2 minutes. Ajouter l'ail et poursuivre la cuisson 1 minute.

Ajouter les tomates broyées, les tomates en dés, les tomates séchées et les haricots rouges. Porter à ébullition en remuant.

Ajouter le basilic, l'origan et du poivre. Couvrir et laisser mijoter à feu doux pendant au moins 20 minutes. Ajouter un peu d'eau au besoin.

Pendant ce temps, dans une casserole, à feu vif, faire bouillir de l'eau. Ajouter les pâtes et remuer pour éviter qu'elles collent au fond. Cuire selon les indications inscrites sur l'emballage.

Accompagnement : Servir avec des légumes.

VARIANTE

Vous pouvez utiliser les pâtes longues ou courtes de votre choix, et même remplacer les pâtes de blé par des pâtes sans gluten, à base de quinoa, de riz, de maïs ou encore des nouilles de haricots.

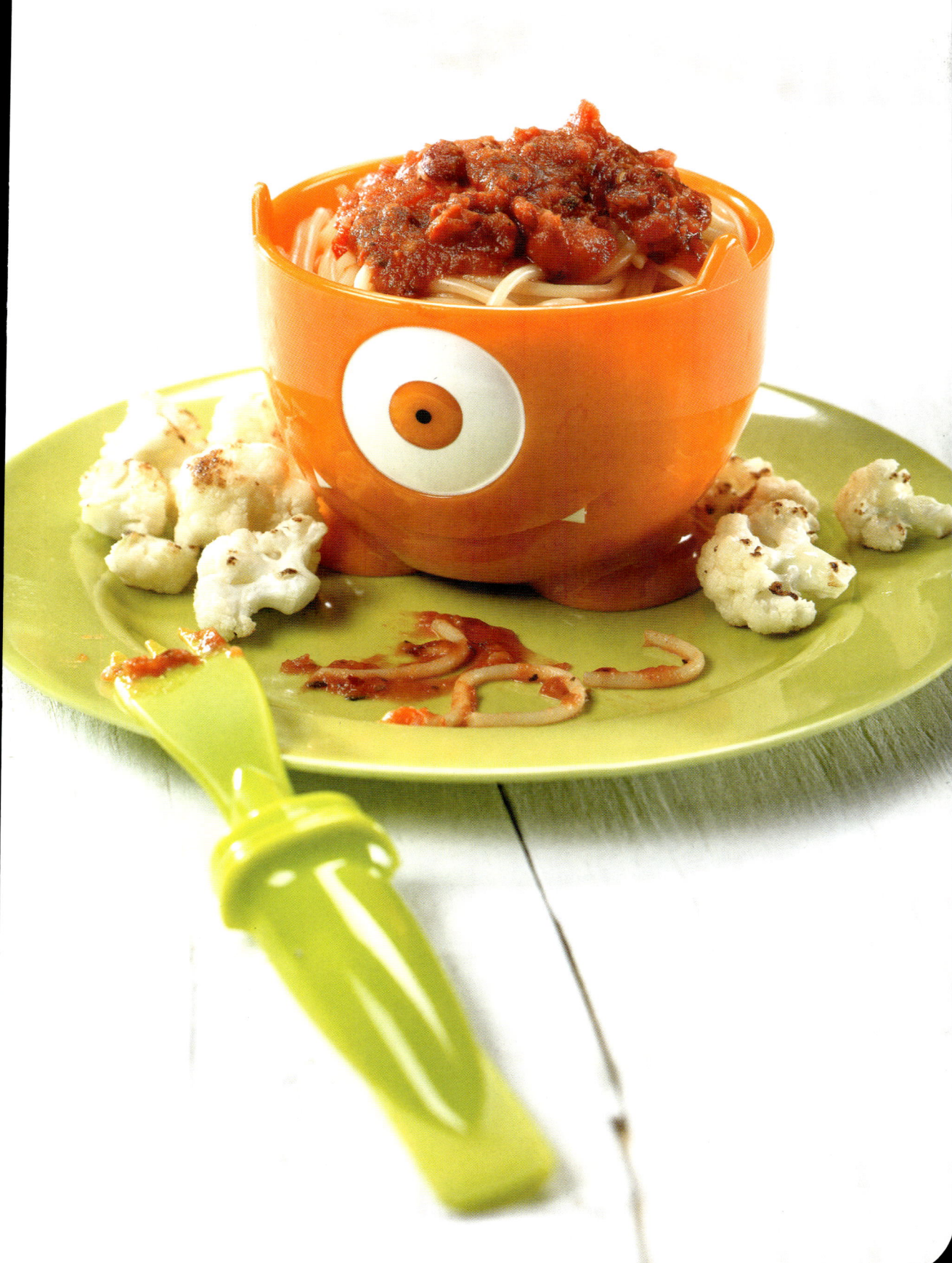

TOFU À LA SAUCE
aux arachides

À PARTIR DE 9 MOIS

4 portions • PRÉPARATION : 20 minutes • CUISSON : 15 minutes

INGRÉDIENTS

1 paquet de 454 g (15 oz) de tofu ferme, en cubes

1 c. à soupe d'huile d'arachide ou de canola

2 carottes, pelées et coupées en rondelles minces

180 g (2 tasses) de brocoli, en bouquets

3 c. à soupe d'eau

Pour la sauce

250 ml (1 tasse) de bouillon de poulet à teneur réduite en sel

90 g (⅓ tasse) de beurre d'arachide naturel crémeux

1 c. à soupe de jus de lime

1 c. à soupe de sirop d'érable

1 c. à café de sauce soya à teneur réduite en sel

1 c. à café de sauce hoisin

¼ c. à café de pâte de piments

Poivre

PRÉPARATION

Dans une casserole, préparer la sauce en mélangeant le bouillon, le beurre d'arachide, le jus de lime, le sirop d'érable, la sauce soya, la sauce hoisin et la pâte de piments. Chauffer à feu moyen-doux en remuant fréquemment pendant 5 minutes ou jusqu'à ce que la sauce soit homogène. Poivrer. Réserver.

Pendant ce temps, dans une grande poêle ou un wok, à feu vif, faire revenir les cubes de tofu dans l'huile pendant 10 minutes ou jusqu'à ce qu'ils soient croustillants et dorés sur plusieurs côtés. Réserver.

Dans la même poêle, à feu moyen, faire revenir les carottes et le brocoli pendant 2 minutes. Ajouter l'eau, couvrir et cuire 5 minutes ou jusqu'à ce que les légumes soient tendres.

Remettre le tofu dans la poêle avec les légumes. Ajouter la sauce aux arachides et remuer pour tout enrober. Rectifier l'assaisonnement au besoin.

Accompagnement : Servir avec du riz ou des vermicelles de riz.

VARIANTE

Cette sauce aux arachides peut également accompagner du poulet ou des rouleaux de printemps.

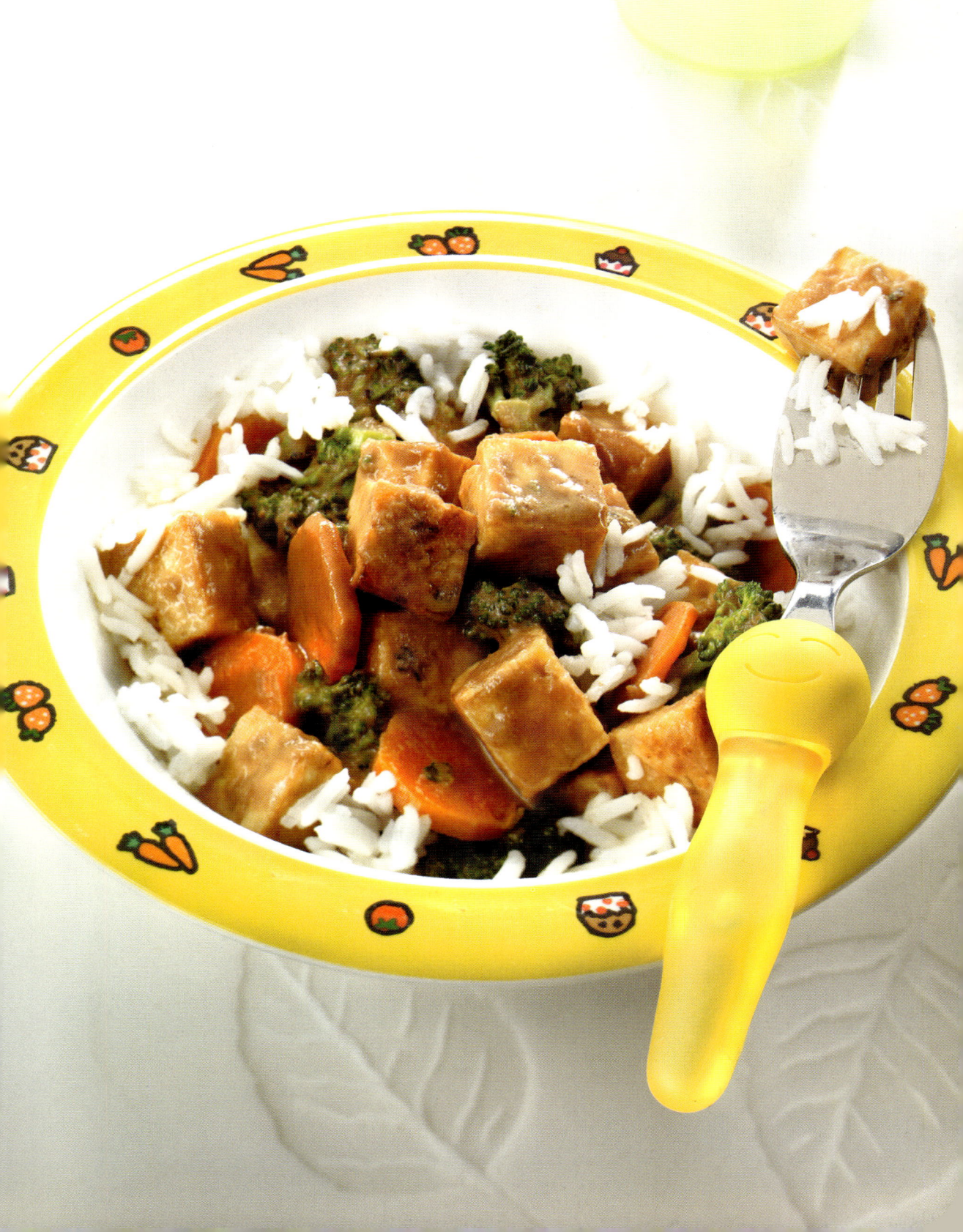

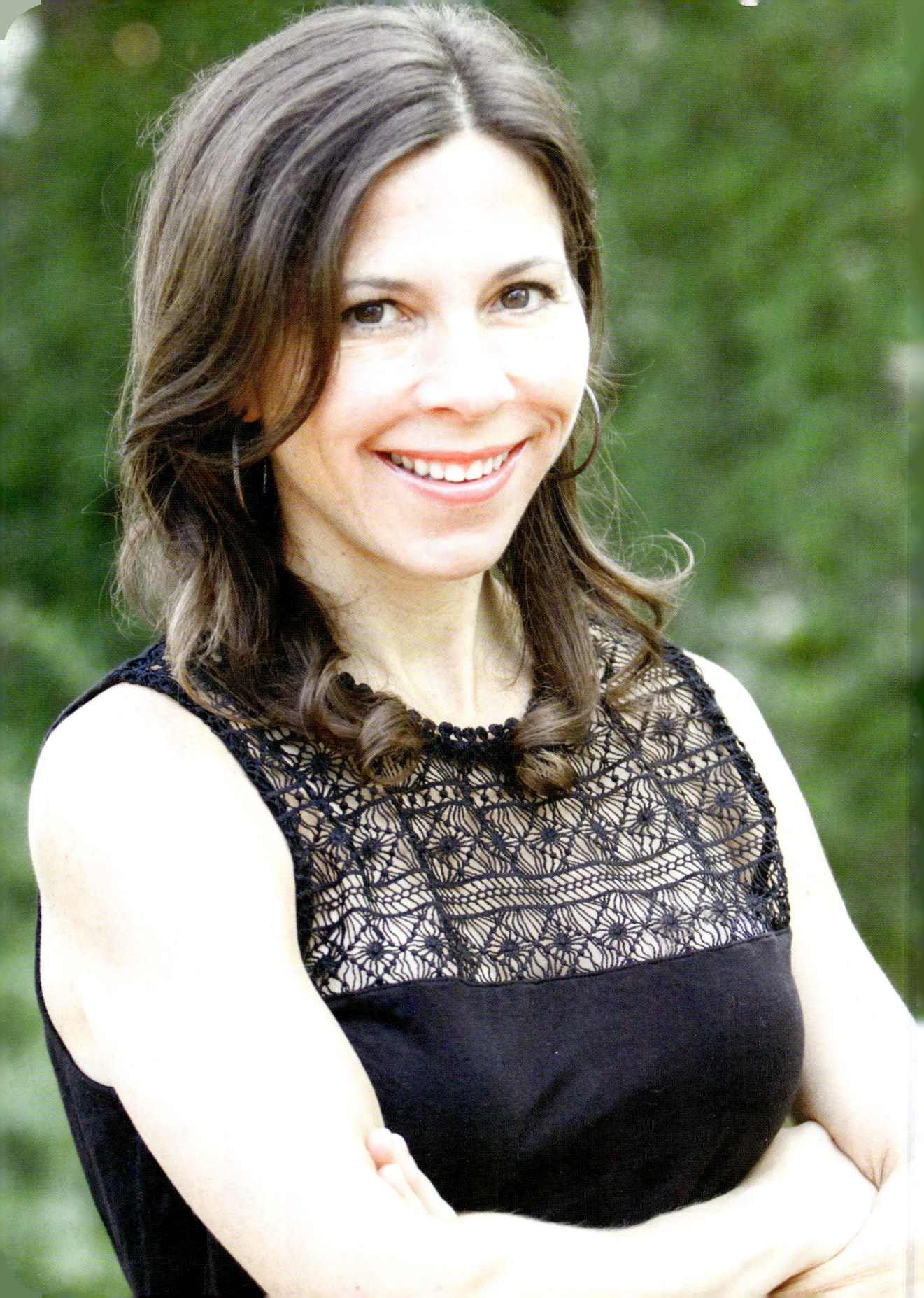

À PROPOS
de l'auteure

Stéphanie est nutritionniste chez Extenso, le Centre de référence en nutrition de l'Université de Montréal, et pour le site Naître et grandir. Il y a 10 ans, alors que sa première bedaine poussait, elle a commencé à se spécialiser en alimentation des enfants. Depuis, ses connaissances et son statut de maman s'enrichissent mutuellement.

Stéphanie est une nutritionniste-communicatrice, car elle n'a jamais pu choisir entre la nutrition et la communication. En 2000, elle a remporté le premier prix de la bourse Fernand-Seguin qui vise à reconnaître les talents en journalisme scientifique. Depuis, elle accumule les collaborations à la télévision, à la radio, dans les journaux, dans les magazines et sur le Web. Elle a ainsi eu le privilège d'apprendre auprès de grandes pointures, tant en journalisme qu'en cuisine, notamment avec Ricardo. Elle leur doit sans doute un peu de cet ouvrage.

Un des souhaits, pour ne pas dire une des missions de Stéphanie est de transmettre le plaisir de bien manger aux petits comme aux grands. Ça semble fonctionner, puisque selon ses enfants Laura et Benjamin : « C'est le fun d'avoir une mère nutritionniste, parce que c'est bon ce qu'on mange. »

Stéphanie est une grande sportive. C'est pour cela qu'elle a également développé une expertise dans ce domaine et a coécrit, avec Philippe Grand, *Nutrition sportive,* dans la collection Savoir quoi manger. Cela étant dit, il y a un lien entre ce thème et les enfants puisque après tout, être maman, c'est du sport ! Et c'est le plus beau.

stephaniecote.ca
naitreetgrandir.com
nospetitsmangeurs.org

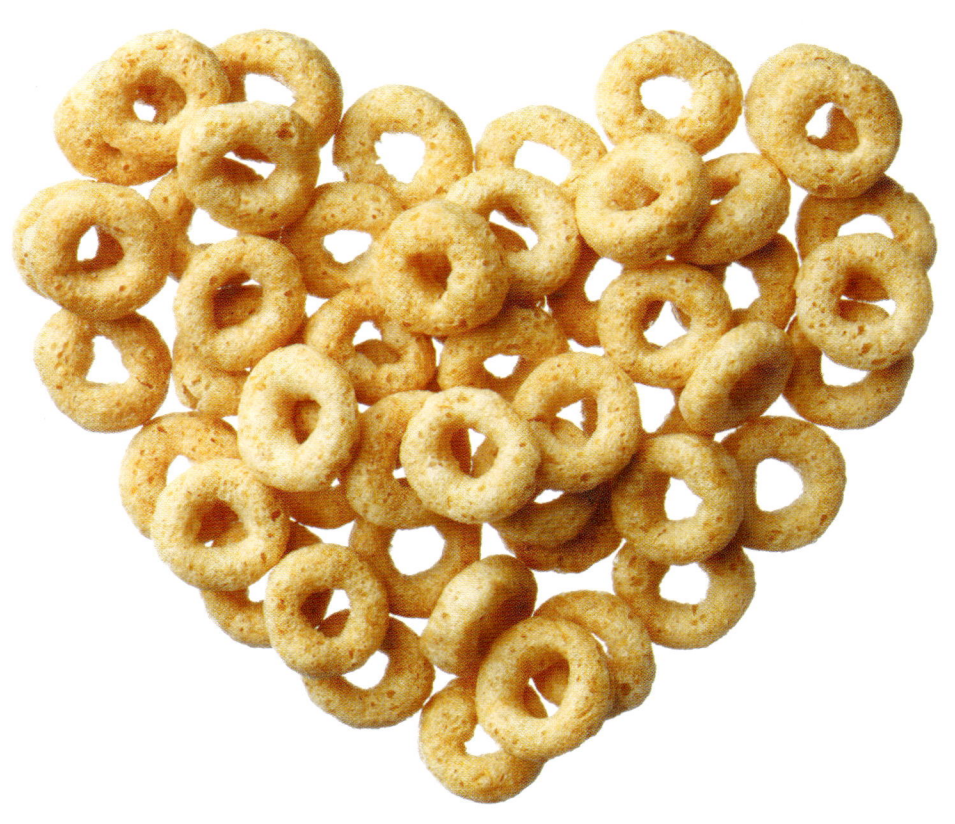

REMERCIEMENTS

Deux en deux ! En deux livres, j'ai eu le privilège d'écrire sur mes sujets préférés en nutrition. À peine le manuscrit de *Nutrition sportive* remis, le Groupe Modus me confiait la rédaction de celui-ci. Merci, Marc G. Alain et Isabelle Jodoin, de renouveler votre confiance à mon égard.

Un grand merci à Nolwenn Gouezel, aussi grand que son professionnalisme et son perfectionnisme à la révision.

Merci à la styliste culinaire Gabrielle Dalessandro et au photographe André Noël. C'est si important d'avoir de belles photos dans un livre de recettes.

Avoir une belle photo de l'auteure aussi, ça compte, et se sentir belle dans l'œil du photographe, ça aide. Merci à David pour mon portrait.

Un merci spécial à mes collègues et amis Philippe Grand et Laurence Chapdelaine qui ont lu et commenté mon manuscrit pour la modique somme de… une bière.

RESSOURCES
pour les parents

NAÎTRE ET GRANDIR
Site web et magazine de référence sur le développement des enfants
naitreetgrandir.com

NOS PETITS MANGEURS
Centre de référence en alimentation de la petite enfance
nospetitsmangeurs.org

MAMAN POUR LA VIE
mamanpourlavie.com

INSTITUT NATIONAL DE SANTÉ PUBLIQUE DU QUÉBEC
Mieux vivre avec notre enfant de la grossesse à deux ans :
guide pratique pour les mères et les pères

inspq.qc.ca

INFO BÉBÉS
infobebes.com

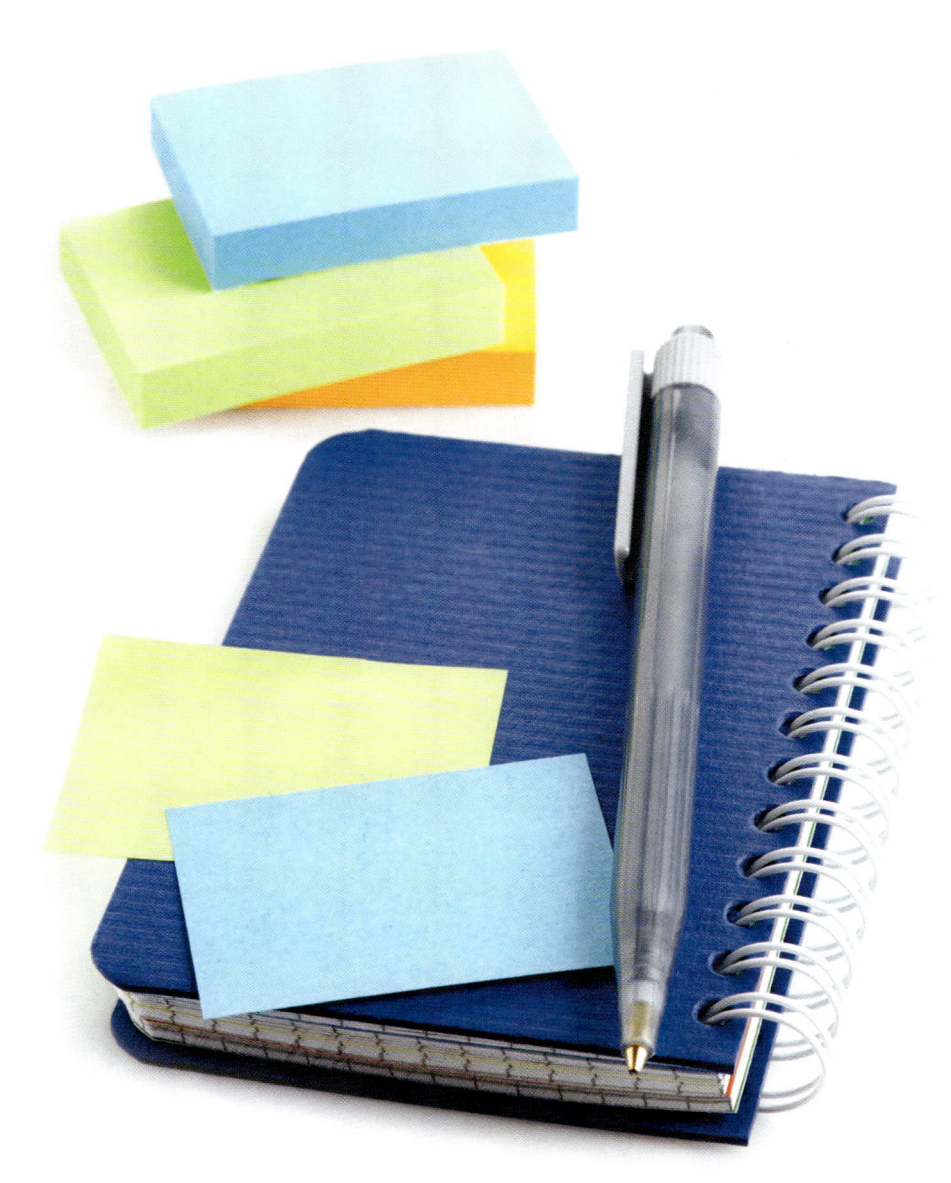

INDEX des recettes

PURÉES

Purée d'ananas 106
Purée d'asperges 107
Purée de betteraves 108
Purée de brocoli 110
Purée de courge Butternut 112
Purée de courgettes 115
Purée de fraises 116
Purée de haricots romains 118
Purée de lentilles 120
Purée de panais 122
Purée de patates douces 123
Purée de pêches 124
Purée de petits pois 126
Purée de poivrons rouges 128
Purée de pommes 130
Purée de pommes et de poires 132
Purée de poulet 135
Purée de pruneaux 136
Purée de tofu 138
Purée de truite 139
Purée de veau 140

COLLATIONS ET PETITS-DÉJEUNERS

Biscuits à l'avoine 142
Biscuits au beurre d'arachide 145
Mini muffins à la banane
 et à la cardamome 146
Mini muffins aux pruneaux 148
Pancakes à la poire 150
Pouding à la banane 152
Pouding au beurre d'arachide 155
Scones aux bleuets 156
Tofu à l'érable et à la cannelle 158
Tofu aux fraises 160

PLATS PRINCIPAUX

Boulettes de viande et de
 pois chiches, sauce tomate 162
Chaussons mexicains 165
Cuisses de poulet à l'érable 166
Farfalles à la sauce crémeuse
 au pesto 168
Filets de poisson croustillants
 aux amandes 170
Frites de patates douces au four 172
Frittata di pasta 175
Macaroni au fromage 176
Mijoté de porc et de légumes 178
Mini pains de lentilles 180
Pain de saumon au tofu,
 sauce au fromage 182
Pâté de foie 185
Petits pains de viande
 à l'indienne 186
Quesadillas aux haricots noirs 188
Quinoa végétarien 190
Risotto aux crevettes nordiques 192
Sandwichs de pain perdu
 au fromage 195
Spaghettis à la sauce aux trois
 tomates et aux haricots rouges ... 196
Tofu à la sauce aux arachides 198

CONVERSIONS
et substitutions

Degrés Celsius	Thermostat
30-40	1
60-70	2
90-100	3
120-130	4
150-160	5

Degrés Celsius	Thermostat
180-190	6
200-210	7
240	8
260-280	9
290-300	10

Voici quelques substitutions si vous ne trouvez pas les ingrédients mentionnés dans les recettes.

QUÉBEC	EUROPE
Arachide	Cacahuète
Bleuet	Myrtille
Boisson de soya	Jus de soja
Canneberge	*Cranberry*
Cheddar	Emmental ou gruyère
Courge Butternut	Courge doubeurre
Craquelin	*Cracker*
Crème sure	Crème aigre (crème fraîche avec un filet de vinaigre)
Croustilles	*Chips*
Farine de blé entier	Farine de blé complète (T110)
Farine tout usage	Farine T55
Fécule de maïs	Maïzena
Gomme à mâcher	*Chewing-gum*
Gruau	Porridge
Huile de canola	Huile de colza
Lait 3,25 %	Lait entier
Lime	Citron vert
Maïs soufflé	*Popcorn*
Melon d'eau	Pastèque
Papier parchemin	Papier sulfurisé
Pâte de tomates	Double concentré de tomates
Pellicule plastique	Film alimentaire étirable
Pois mange-tout	Pois gourmand
Poitrine de poulet	Blanc de volaille
Riz pour risotto	Riz à grains bombés
Sauce soya	Sauce soja
Tilapia	Cabillaud ou sole
Yogourt	Yaourt

SAVOIR QUOI MANGER

Une alimentation **adaptée** à vos besoins grâce aux **conseils** de nutritionnistes chevronnés

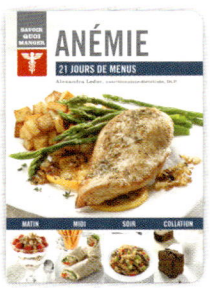
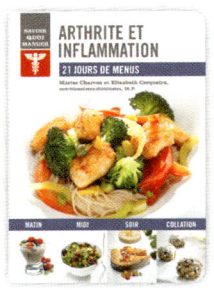
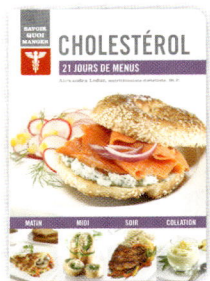
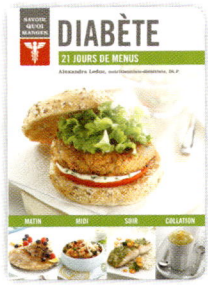
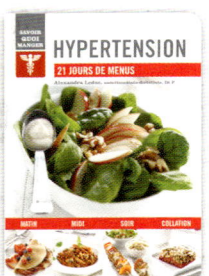
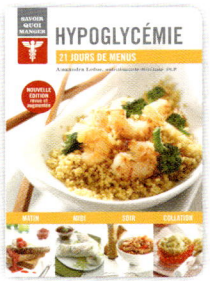
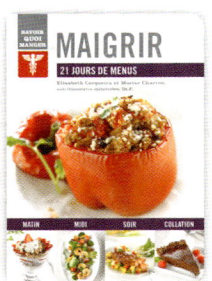
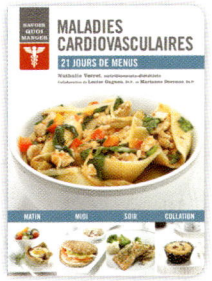
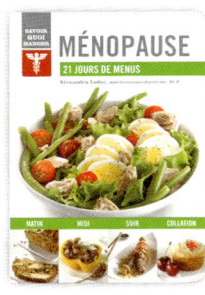
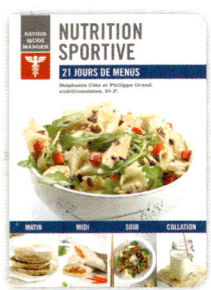
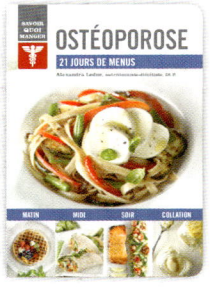
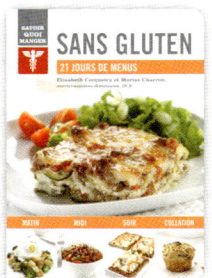
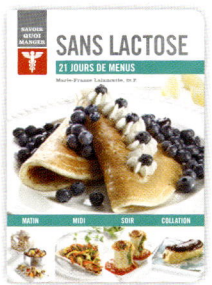
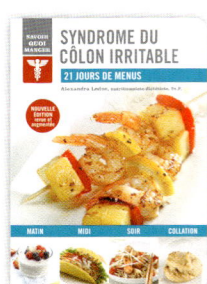

SAVOIRQUOIMANGER.COM